每天都用得上的生活中醫

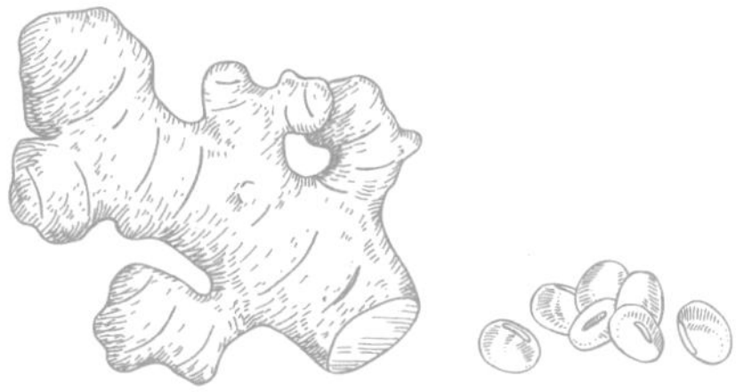

感冒、失眠、身體虛、
四季養生、趕不走的小毛病……
你的日常生活大小事，
原來藏在中醫藥文化的傳承裡

文泉杰（文小叔）——著

目次

1

中醫教你讀懂感冒

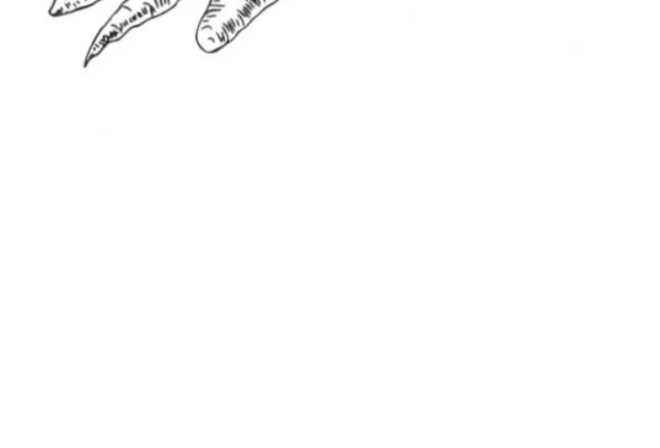

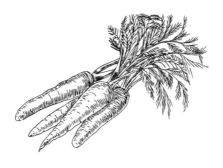

一、給感冒分分類

通常來講，中醫把感冒分成三種：風寒感冒、風熱感冒、胃腸感冒（又叫暑濕感冒）。這三種感冒是我們經歷最多的，其中八成以上的感冒是風寒感冒。

（一）風寒感冒

「風寒」很狡猾，風邪與寒邪串通好了，狼狽為奸，趁你不備的時候突然進入你的身體，於是，你的身體開始出現以下症狀。

首先是怕冷。寒則凝滯，凝滯就不通，不通則痛，所以風寒感冒會全身痠痛。不通，所以鼻子也會塞住，流出來的鼻涕很清很稀，甚至像水一樣。這是身體正氣與邪氣交戰的結果。

這時候你還會咳嗽、打噴嚏，如果咳痰，痰會是白的。

你還會頭暈頭痛，全身無力，沒有胃口。

但是，你不會出汗，喉嚨也不會疼，最多微微發癢。

這就是風寒感冒初期所表現出來的症狀。一兩天的時間，這個時期很關鍵，因為風寒還沒有完全深入你的身體，大部分還集中在體表。大家一定要抓住這個關鍵時刻，把風寒感冒扼殺在萌芽狀態之中。

這個關鍵時期該怎麼辦呢？

在感冒初起的時候，可以用取嚏法。就是把紙巾搓成細細的紙撚，然後去捅鼻孔，人為地刺激鼻子使其打噴嚏，直到打不出來為止。平時沒有感冒也可以用此方法驅除寒氣，疏通經絡，預防感冒。打了幾個噴嚏後，再用熱水泡泡腳，這樣就不會使感冒進一步發展。接下來再煮一碗生薑蔥白連鬚紅糖水。注意生薑要去皮，因為皮是收斂的，這裡要取生薑的生發之性。不要煮太久了，水開十分鐘就可以，煮久了生薑的解表功效就會大打折扣。中成藥首選風寒感冒顆粒。

這個階段非常關鍵，總之一句話，一定要想盡辦法讓自己的身體溫暖起來，各種驅寒的方法都可以用。紫蘇葉泡茶，艾灸大椎穴，暖暖包暖身子，泡腳，煮點兒淮山藥水喝，甚至喝點兒酸辣湯都可以。辦法很多，一定要果斷行動，不要拖拖拉拉。

看到這，大家會不會覺得搞定風寒感冒太簡單了呢？

別急，重點來了，如果風寒感冒處理不及時的話，就會進入第二階段，風寒化熱。這個時候既有表寒的症狀，比如怕冷，又有裡熱的症狀，比如鼻涕開始變黃了，扁桃體開始發炎了，喉嚨開始痛了。

只不過這個時候表寒多於裡熱。那麼這個時候怎麼辦呢？

建議服用防風通聖丸或者風熱感冒顆粒。

如果這個時候你還不及時處理，風寒感冒會進入第三階段，裡熱非常嚴重，表寒可以忽略不計了，比如喉嚨開始腫痛，開始發熱，大便開始乾結。這個時候又該怎麼處理？

建議服用連花清瘟膠囊，如果便秘嚴重，配合服用防風通聖丸。這兩個藥既有清熱的作用，又有解表的作用，重點是清熱。

那麼風寒為什麼會化熱呢？寒怎麼會化熱呢？

要說清楚這個問題，文小叔必須打一個比方。冷氣大家都使用過，一般開冷氣的時候，都會把門窗關閉，這樣才能留住冷空氣。這個門窗就相當於人體的毛孔。毛孔是人體的最大散熱通道。風寒一來，毛孔就會緊閉，等於家裡的門窗都關起來了。可是我們的五臟六腑時刻在產生熱，慢慢的，熱愈來愈多，症狀就出來了，發熱或者咽痛。可見發熱、咽痛是風寒感冒的後期症狀。

這裡需要說明的是，並不是風寒會變成熱，而是風寒把表束縛了，身體裡面的熱出不來，所以就會化熱。因此，我們要解表，就要把毛孔打開，就像把家裡的門窗打開一樣。表一解，身體的熱自然就退了。

（二）風熱感冒

風熱與風寒的區別在於一個熱字，熱邪傷陰，損耗津液，所以一上來就會發熱，尤其是小孩子，一熱起來就是攝氏四十度。

熱則汗，風熱感冒會出汗，因為沒有堵塞經絡，所以不會全身痠痛。風熱感冒也會流鼻涕，這時候的鼻涕是黃色而且黏稠的，痰也是如此。最重要的一個特點是，風熱感冒喉嚨一定會疼，嚴重的會疼得咽不下口水。

得了風熱感冒怎麼辦？

用金銀花、菊花、桑葉泡水喝。金銀花對風熱感冒造成的喉嚨痛比較有效果，不僅如此，金銀花對任何原因導致的咽喉問題都有效果。比如吃了羊肉喉嚨疼了也可以用它，加點兒蜂蜜進去味道更佳。中醫講金銀花專門對付喉痹。

所以文小叔家裡經常備著金銀花，用它來清熱解毒。

如果風熱感冒時發熱怎麼辦？

用蠶沙、陳皮、竹茹煮水調理。三種材料各三十克，放進鍋裡煮，水開後三五分鐘就可以。六歲以下兒童用量各十克。媽媽們可以常備著這些材料。中成藥建議服用銀翹解毒丸或者連花清瘟膠囊。

（三）腸胃感冒

腸胃感冒是西醫的說法，中醫的通常叫法是暑濕感冒。

暑濕感冒，從名字就可以看出，這種感冒通常發生在夏天，因為夏天我們的脾胃最弱。這種感冒通常發生在脾胃不好的人身上，尤其是胃腸有濕熱、經常腹瀉的人，這種感冒最大的致病因素就是人人憎惡的濕邪！

腸胃感冒有哪些症狀呢？

感受風寒，最典型的就是吹了冷氣受了寒，表現為頭痛或者頭昏昏沉沉的，像裹了一塊濕毛巾一樣沉重；會怕冷，因為夏天外界的濕氣加上自己本身的濕氣，就會造成食欲不振，即濕氣困脾。另外還會有肚子不舒服的情況，輕則腹脹腹痛，重則頻繁拉肚子，甚至還會嘔吐。

面對以上症狀我們該怎麼辦？

無論你是不是感冒，只要有上吐下瀉這個症狀，都可以用藿香正氣水，比如：食物中毒了，食物中毒本質上也是一種急性的暑濕感冒，身體是一個濕熱內蘊的格局，此時用藿香正氣水化濕，濕氣一去，熱也就去了，所謂的細菌、病毒自然也沒有容身之處了。

下面具體說說藿香正氣。

藿香正氣水可以用來緩解中暑症狀，確實，藿香正氣水可以治療中暑，但它治療的是陰暑，而不是陽暑。

什麼是陰暑？說簡單點就是受了風寒，比如夏天吹冷氣頭疼了，吃冰鎮、油膩的食物後鬧肚子，這就是陰暑，與風寒感冒有點類似。不同的是，陰暑還多了一個濕邪，總的來說就是風、寒、濕三方面夾攻導致的中暑。這時候用藿香正氣水再合適不過了。

什麼是陽暑？就是在太陽底下曝曬，走著走著就頭暈眼花，口乾舌燥，甚至暈倒在地，不省人事。簡而言之，在極端高溫下出現的中暑就是陽暑。這個時候千萬別自作聰明用藿香正氣水，這等於火上澆油。這個時候用什麼最好？

用清涼油，用天然白虎湯！

藿香正氣水到底都能治療什麼疾病呢？

請記住這八個字：「解表化濕，理氣和中」。也就是說當你外感風寒，身體裡面又有濕邪作祟的時候，用這個藥比較合適。

解表，和風寒感冒用生薑解表是同個道理，就是寒氣進入身體了，需要把門打開，把寒氣趕出去。化濕就是祛濕。夏天濕氣重，再加上你身體本來的內濕，濕邪很是猖狂。理氣，就是把身體的氣理得順順的，讓它乖乖地待在自己應該待的地方，別到處亂跑。氣順了，頭就不昏了，胸也不悶了，肚子也不脹了。

用最簡單的話說，藿香正氣水主要治療西醫所說的腸胃型感冒。

下面我們來看看藿香正氣的配方組成：藿香、紫蘇、白芷、茯苓、半夏、白朮、姜厚朴、桔梗、大腹皮、陳皮、甘草。

既然叫藿香正氣，那麼藿香當之無愧是這個配方的君藥。藿香有兩個特點，第一個是辛溫，其實不怎麼溫，就是稍稍有些溫。因為辛溫，所以和生薑一樣能夠走表，能夠把體表的寒氣散掉。

藿香的第二個特點就是天地賦予了它一種特別的芳香，中醫講：芳香醒脾、芳香化濕、芳香去濁，所以藿香能夠走中焦，走脾胃，能夠把脾胃的濕邪化掉，叫醒脾胃，讓脾胃運化起來。

藿香與佩蘭最搭，都有一股沁人心脾的芳香。藿香和佩蘭放在一起泡茶喝，可以幫助口臭之人、口中黏黏糊糊之人緩解症狀，中醫把這叫作「治之以蘭」。

單單一味解表藥的力度弱了一點，所以這個方子裡還有紫蘇、白芷。

紫蘇、白芷都是辛溫解表的藥，都適合風寒感冒。紫蘇這種神奇的草葉子有兩種顏色，一紅一綠，所以既能夠走血分又能夠走氣分。我們知道桂枝是走血分的，麻黃是走氣分的，一味紫蘇就等於麻黃與桂枝的強強聯合。所以，紫蘇解表發汗的力度效果很不錯，如果運用及時，能夠把感冒扼殺在萌芽狀態之中。

白芷，也有一股香味，主要走陽明胃經，最能治療陽明胃經受寒導致的頭痛。胃腸感冒一個典型的症狀就是頭重頭痛。

藿香、紫蘇、白芷解表，再來點桔梗就更好啦，因為桔梗宣通肺氣，肺氣一宣，就更容易把表寒散掉了。

解表後化濕。化濕靠什麼呢？陳皮、半夏、茯苓、白朮。

這四味藥是不是很熟悉？中醫愛好者一看就知道，這就是大名鼎鼎的二陳湯。二陳湯就是祛濕化痰的。先祛濕，再化痰，因為痰的來源就是濕。濕氣沒了，就不會沒完沒了地拉肚子了。

化濕後，再行氣、除脹、止痛。胃腸感冒容易腹脹、腹痛，這就靠厚朴和大腹皮。厚朴是苦溫的，有一股下行的力量，能夠把胃腸的邪氣一股腦往下面推，通過大便排出去，所以張仲景最善於用它來治療便秘。大腹皮就是湖南人最愛嚼的檳榔的皮，能夠消濁氣、利水。

就這樣，藿香正氣水完成了「解表化濕、理氣和中」的艱巨任務，讓你的脾胃在炎炎夏日安然無恙。

不過，藿香正氣水效果好，只是味道太刺激、難聞了。小叔教給大家一個辦法，喝的時候兌點水一口喝下去就好了。實在受不了，加點白開水一起喝。另外在選擇購買藿香正氣水的時候可以留意一下，目前市面上有三種藿香正氣的中成藥：一種是藿香正氣水，一種是藿香正氣液，還有一種是藿香正氣膠囊。

原始、正宗、有效、便宜也是最難喝的就是藿香正氣水。如果你有酒精過敏或者還未成年，就別選擇藿香正氣水，因為這裡面有酒精。不過文小叔想說的是，就是這畫龍點睛的酒精才能夠讓藿香正氣散的藥效發揮得淋漓盡致。

小叔溫馨提示：如果家裡的寶寶喝不了藥，可以把藿香正氣膠囊裡的藥粉倒出來，慢慢放進寶寶的肚臍，然後用醫用膠帶黏好就可以了。

還有，藿香正氣水不是保健品，是藥，別有事沒事就拿出來喝。

二、為「感冒」闢謠

【闢謠一：感冒了趕緊用被子蓋著，出出汗就好了】

曾經有一位小夥伴向文小叔求助：「小叔，我一邊泡腳一邊用厚厚的被子裹住身體，可是我出了一身大汗，感冒怎麼還沒好呢？感覺還有一點發熱了呢？」

文小叔問：「你是風寒感冒還是風熱感冒？」

他說自己也不知道。

文小叔很嚴肅地告訴他：「怎麼不分青紅皂白就隨隨便便發汗呢？風熱感冒是不能發汗的！」

他吐了吐舌頭，向文小叔描述，感冒症狀：舌苔黃，咽痛，口乾口渴想喝水，大便還有些乾燥，怕熱，有汗。

這是典型的風熱感冒，怎麼可以發汗呢？我們說，表解汗出，汗出了感冒就好了，指的就是風寒感冒。風熱感冒本來就有汗，而且身上一派熱象，還要把自己悶出一身汗，豈不南轅北轍，加劇自己的熱症嗎？

大家千萬不要小看了這個汗，以為出汗就是排毒。中醫講，汗血同源，汗本質上是血的一部分。出汗多的人不能出血，出血多的人不能出汗，又出血又出汗，簡直要命。

當你感冒的時候，如果流了很多鼻血，就不能發汗，因為鼻血已經代替了發汗，已經將病邪排出了體外。感冒出鼻血這種現象在小孩子身上比較常見，父母們如果遇到這種情況不要慌張，不要以為感冒加重了，而這正是感冒好轉的徵兆。

身上出現熱症，比如口乾口渴想喝水、喉嚨乾燥、鼻子乾燥，呼出來的氣都是熱的，尿痛尿赤，大便也乾燥，是不能發汗的。熱邪傷陰，傷津液，如果再發汗就等於火上澆油。

另外，氣血極度虛弱的人是不能發汗的，比如產後感冒了，不能輕易發汗，要先救津液、補氣血，再發汗。

這裡順便說一下產後發汗這個話題。不知從什麼時候起，很多養生館增加了產後發汗的方案，這真是荒謬，把女性害慘了。產後第一件事要做什麼？要坐月子。坐月子為了什麼？為的就是把氣血養起來。為什麼要養氣血？因為生孩子消耗了大量的氣血。汗血同源，這個時候不好好養氣血還要去發汗，太不應該了，無異於雪上加霜。

再說一下汗蒸，汗蒸也害了不少人，很多人打著中醫養生的旗號做著汗蒸的事情，這是對中醫的侮辱，汗蒸從來不是中醫的產物。中醫把汗看作與血一樣重要，怎麼可能讓你去汗蒸？

汗為心液，汗出多了對心臟是一種無可挽回的損害，出大汗會導致休克，甚至死亡。心臟不好的人絕對不能去汗蒸。汗蒸只適合那些從來不出汗的人偶爾去一下。而且汗蒸的時間也有說法，一年四季只有夏天適合適當的汗蒸，其他季節要收要藏，因皮膚不能隨隨便便開泄。

【闢謠二：感冒了，吃點好的，這樣感冒好得快】

這種情況特別容易發生在孩子身上。

孩子感冒了，胃口不好，看著好心疼，這不吃飯怎麼辦？

於是想方設法給孩子做好吃的，比如各種補品、各種高湯，結果感冒反而嚴重了或者遲遲不癒。

感冒的時候身體正氣與邪氣在交戰，無暇顧及脾胃的運化，沒有胃口也是正常的，如果正氣能夠面面俱到，你就不會得病了。這個時候你只要喝一碗米粥或者麵湯即可。因為粥比較好消化，不爭奪你的氣血。

感冒的時候是不能吃補品的，比如有的產婦喜歡用黃耆當歸燉烏骨雞湯來補氣血，平時可以，感冒的時候絕對不能吃。因為黃耆是補氣、固表的，感冒的時候我們要把病邪趕出體外，此時吃黃耆就等於閉門留寇。

同樣，感冒剛好也不能馬上就吃補品，因為我們的脾胃恢復需要過程，如果這個時候大吃一頓好的，就很容易積食，積食化熱會再次引發感冒，這叫「食復」。這種情況很容易出現在小孩子身上，父母一定要注意。

【闢謠三：感冒治不治、吃不吃藥都要七天才好】

真相果真如此嗎？不！

真相是什麼？真相是感冒不吃藥、不治療你可能需要七天才好，你也可能需要半個月才好，你也可能需要一個月才好。

但是，如果你採取的方法對症了，可能一兩天就好。另外，感冒後的患病時間長短跟每個人的免疫力好壞有很大的關係，同時還受其他各種外在和內在因素的影響，比如工作原因、性格原因等等。所以要因人而異，不要一感覺有感冒症狀就立刻吃藥，想著把疾病扼殺在萌芽中，也不要傻傻地硬扛著等七天後看結果。後面我們會教會大家一些有針對性的調理方法，適合感冒的前期、中期和後期等各種情況。

【闢謠四：感冒了趕快去打點滴，少受罪、好得快】

感冒一年四季都會有，尤其是季節交替的時候，感冒患者更多，醫院隨處可見打針、吊點滴的患者。在日常生活中，有些人稍微感冒，就會到醫院要求醫生開最有效的藥。為了快速康復，甚至有人主動提出打點滴。好好想一想，為什麼有時候點滴能夠使感冒迅速好轉？那都靠抗生素啊！有時候醫院也無奈，有些病人要求立即見效，沒有效果就會責怪醫院無能，懷疑醫生的水準，然而，點滴絕不是「特效藥」。

雖然中國國家衛生健康委員會幾年前就已經發布了在治療感冒時慎用抗生素的相關規定，但是，幾年過去了，仍有一些感冒患者在治療時對醫生提出用抗生素治療的要求。

打點滴七天感冒好了，很多人以為是因為打點滴治好了感冒，其實是自己的身體自癒能力治好了感冒。感冒打點滴既浪費時間又浪費精力，還浪費金錢。

【闢謠五：感冒了，多喝水多排毒，自然會好的】

因為這個謠言，我們可以無為而治，什麼都不用做，不用花錢、不用吃藥、不用跑醫院，喝水就能把感冒治了，何樂而不為呢？

風熱感冒口渴適當喝點水是可以的，但喝水是治不好感冒的。如果是風寒感冒，加上你身體濕氣很重，就會出現風寒夾濕的症狀，會出現上吐下瀉。

其實，很多時候我們並不是真的相信多喝水能夠治療感冒，我們只是「懶癌」發作了，只想硬撐。

後來的我們，這麼說：

生病了，多喝水；

便秘了，多喝水；

喉嚨不舒服，多喝水；

餓了，多喝水；

吃撐了，多喝水；

累了，多喝水；
睏了，多喝水；
不開心了，多喝水；
失戀了，多喝水……
水是生命之源，但水能載舟，亦能覆舟，請您適可而止。

三、乍暖還寒的春天更容易感冒

冬去春來，本來是一件很美好的事情。可春天卻有一件惱人的事困擾著我們，那就是春天的我們特別容易傷風感冒。流鼻涕、打噴嚏、喉嚨疼，真是難受。可能很多朋友要問了，按理說春天要比冬天暖和多了，為什麼反而春天容易感冒呢？

這是因為春季看似暖和實則還很寒，忽冷忽熱的，尤其是南方人感受更深。前幾天豔陽高照像是進入了夏天，這幾天煙雨濛濛又像是回到了冬天。這個時候若不注意增添衣物，就很容易被感冒偷襲。所以文小叔提醒大家要學會「春捂」，特別是女孩子，別為了好看早早穿上裙子。另外，春天多風，這個風邪變幻莫測，無孔不入，令你防不勝防。再加之春天我們的氣血開始往外走，毛孔處於張開的狀態，內裡又相對虛弱。風邪夾著寒邪或者熱邪，狼狽為奸，你稍不留神它就乘虛而入。所以，相對於冷酷到底的冬天，乍暖還寒的春天更容易感冒。

四、感冒最忌亂吃藥

千萬不要吃錯感冒藥了，感冒分六種，只有對症吃藥，才能效果明顯。

文小叔常常說，自學中醫養生不要對自己太苛刻，能夠把感冒治好是第一步，如果連感冒都治不好，你學再久也是徒勞的。

（一）明明是風寒感冒，卻吃治療風熱感冒的藥

廣西的一位小夥子曾求助文小叔：「小叔，你不是說只要吃對藥，一天就可以把感冒扼殺在搖籃之中嗎？可是我已經吃了兩天藥了，為什麼感覺感冒愈來愈嚴重了呢？」

文小叔說：「你吃什麼感冒藥了？你的感冒症狀又是什麼？」

他說：「我用冷水洗完頭，沒有擦乾，天氣突然變化，颳風下雨，吹了風淋了點雨，第二天就感冒了。症狀就是流清鼻涕，打噴嚏，頭重，渾身怕冷，

喉嚨疼。我記得喉嚨疼是風熱感冒的症狀，於是買了連花清瘟膠囊。」

文小叔說：「風寒感冒也可以喉嚨疼啊，寒則收引，咽喉要道非常狹窄，受了寒就會凝滯，經絡氣血凝滯就會不通，不通則痛。所以，風寒感冒也會喉嚨疼。具體是風寒感冒還是風熱感冒，還得結合其他症狀來看。從你描述的症狀看，流清鼻涕、打噴嚏、頭重都是明顯的寒邪入表，是風寒感冒，應該喝桂枝湯或者買中成藥風寒感冒顆粒，而不是連花清瘟膠囊，連花清瘟膠囊是治療風熱感冒的。」

（二）明明是風熱感冒，卻吃了治療風寒感冒的藥

山東的一位大姐求助文小叔：「感冒好幾天了，好難受，小叔快幫我想個辦法吧。」

文小叔問：「你都吃什麼藥了？」

她說：「我吃的是風寒感冒顆粒，又喝了蔥白生薑紅糖水。」

文小叔問：「你確定你是風寒感冒嗎？你的症狀是什麼？」

她說：「也沒其他症狀，就是咳嗽，痰很多，黃色的，喉嚨有些痛，其他沒了。我去藥店買藥，說感冒了咳嗽，藥店人員就把這個藥推薦給我了。」

文小叔說：「你吃錯藥了。咳嗽，有黃色黏痰，喉嚨痛，又沒有表寒的症狀，屬於風熱感冒，你應該吃桑菊飲，而不是風寒感冒顆粒。」

很多人以為有咳嗽的症狀就是風寒感冒，其實不然，溫病大家吳鞠通在《溫病條辨》裡說得很清楚，當我們的身體遭受溫邪[1]襲擊時，首當其衝的就是肺。也就是說這個風熱首先侵犯的是肺臟系統，這與風寒不同，風寒首先侵襲的是足太陽膀胱經，就是人體後背，這是風寒的第一道屏障。

風熱一來就打擊你的肺，咽喉又是肺的門戶，肺有邪氣首先要從咽喉出來，正氣與邪氣交戰，堵在咽喉要道，所以會出現喉嚨疼或者扁桃體腫大。肺裡面有熱，肺是嬌臟，受不了熱，這個熱要出來，怎麼辨呢？咳嗽是很好的排出熱邪的方式之一。

此時咳嗽是有痰的，是黃色的濃痰。為啥是黃色的濃痰呢？因為熱把肺裡面的津液烤黏稠了，就變成痰了，這就好比燒柴，鍋裡有很多水，燒著燒著，水就變成濃濃的汁了。肺開竅於鼻，肺中有熱，會從鼻子裡出來，流黃鼻涕或者流鼻血。

所以，千萬不要咳嗽了就認為一定是得了風寒感冒。

（三）先是風寒感冒，後風寒入裡導致發熱了，只吃了風寒感冒的藥，效果自然大打折扣

雲南的一位老大哥，很納悶地對文小叔說：「我自認學中醫一年多了，對付感冒應該綽綽有餘了，可是這次硬是治不好自己的感冒，真是羞愧啊。」

文小叔說：「你的症狀是什麼？」

他說：「我確定我是風寒感冒，喝了桂枝湯沒有效果。」

文小叔說：「你起初可能是風寒感冒，可是你忽略了一點，疾病是發展的，風寒在表時你沒有及時治療，就往裡發展，可能就成了風熱。所以，無論你是怎樣的感冒，一定要按即刻的症狀來判斷，而不以病因來判斷。病因可能是風寒，但症狀顯示你是風熱，那麼你就得按風熱治療。」

雲南的大哥恍然大悟：「哦，原來這樣啊。那我發熱到攝氏三十八度，喉嚨疼，大便有些乾，又全身怕冷，流鼻涕，一會清鼻涕一會黃鼻涕。這屬於風寒化熱了嗎？」

文小叔說：「是的。你的感冒屬於既有表寒又有裡熱，那我們就要解表，還

1 溫邪：多種溫熱病致病外因的總稱。臨床常見的幾種溫熱病如春溫、風溫、暑溫、伏暑、濕溫、秋燥、冬溫、溫疫、溫毒和瘟瘧等的病因，都屬於溫邪的範圍。

要清裡熱，你光用桂枝湯效果差了一些，如果用上防風通聖丸效果就很好了。防風通聖丸就是表裡雙解的藥，一方面散掉你的表寒，一方面化掉你的裡熱。」

（四）寒濕感冒，但只吃了散寒解表的藥，效果不盡如人意

夏天天氣炎熱，很多人吹冷氣不當，然後感冒了。

廣東的一位小夥子說：「我真是大意了，小叔明明說了睡覺最好不要吹冷氣，可是我懷著僥倖心理，以為不就是睡個午覺嘛，沒啥，於是就沒關冷氣。結果起來後身體就不舒服了，頭濛濛的，胃很不舒服，然後就上吐下瀉。我想這是受了風寒啊，趕緊煮了生薑蔥白湯喝，但效果勉勉強強，拉肚子還是沒止住，希望小叔能幫忙。」

文小叔說：「你的感冒不僅僅是寒，更多的是濕邪，而且濕邪比寒邪更重，寒濕狼狽為奸，所以你既有表寒，又有裡證。寒邪侵犯的是表，濕邪首先侵犯的是胃腸，所以你會出現上吐下瀉的症狀。你喝生薑蔥白湯，解表散寒的力度可以，但祛濕的效果就不明顯了，腹瀉還是因為濕氣太重。如果你用藿香正氣水就會起到立竿見影的效果，藿香正氣水是寒濕感冒的剋星，也是表裡雙解劑，一方面解表散寒，一方面化濕和中。」

（五）濕熱感冒，喝了藿香正氣水，反而更嚴重了

山西的一位朋友說自己感冒了，但喝了藿香正氣水後症狀反而加重。

文小叔說：「你也真大膽，藿香正氣水只能治療寒濕導致的感冒，你確定你是寒濕導致的感冒嗎？就喝藿香正氣水？」

她說：「我看了你的文章，你不是說夏天最容易得胃腸感冒嗎？我感覺我胃不舒服，不想吃飯，肚子也不舒服，有腹瀉、口渴、低熱、四肢痠痛、頭暈頭重的症狀。感覺很符合胃腸感冒的特徵，所以就喝了藿香正氣水。可是喝了之後，口更渴了，拉肚子也更頻繁了，所以著急了，小叔一定要幫幫我啊。」

文小叔說：「你腹瀉的時候肛門灼熱嗎？舌苔是什麼樣子的？小便如何？」

她說：「是的，拉得肛門火燒火燎的，舌苔黃膩，小便不多，發黃。」

文小叔說：「你這是一片熱象，肛門灼熱、舌苔黃、小便也黃，說明你胃腸有熱，你的感冒是濕熱導致的，而不是寒濕，當然不能喝藿香正氣水了。藿香正氣水有很多溫熱的藥，還有酒精，喝了會火上澆油，會使你更渴。」

她急了：「那我現在怎麼辦？」

於是文小叔建議她喝天然白虎湯，就是用一整個西瓜的皮煮水喝，只要渴

了就喝這個水。西瓜皮也是一味藥，叫西瓜翠衣，清熱利濕效果很好。

（六）寶寶是積食感冒，但媽媽只給他服了解表的藥

有一位媽媽向文小叔傾訴：「小叔，我家孩子四歲了，動不動就感冒。上周感冒剛好兩天，現在又感冒了，還伴有發熱、咳嗽，有時還哮喘。這可怎麼辦啊？這孩子真是讓我操碎了心。」

文小叔說：「小孩子動不動就感冒有兩個原因，一個是正氣太虛，是虛證；一個是邪氣太重，是實證。」

她問：「那怎麼分辨是實證還是虛證呢？」

文小叔說：「虛證的感冒通常不會高熱，最大的表現就是很累，沒有精神，舌頭偏白，有齒痕。實證就是舌苔厚，發黃，肚子鼓鼓的，大便乾結，有口臭。這種情況下，通常吃多了就會容易感冒。」

她連連點頭說：「是，你說得太對了，我孩子胃口很好，吃多了就會感冒，這一回就是吃了一頓紅燒肉就感冒了。每次感冒我都及時用小柴胡顆粒來控制，當時效果還可以，但是總是斷不了根。」

文小叔說：「小柴胡顆粒只能治標，斷根還得徹底把孩子的積食化掉，不

然積食還是會化熱，還是會使孩子反反覆覆感冒的。孩子感冒剛好，又迫不及待給孩子做紅燒肉，看似愛孩子實則是以愛的名義傷害孩子。感冒剛好，吃了一些滋補的又感冒了，中醫把這叫作『食復』。食復最容易發生在有積食的孩子身上。小孩子最大的弱點就是脾胃虛弱，根本消化不了太多的肥甘厚味，平常就應該少吃肉，更何況是生病時呢？」

她問：「那怎樣才能把孩子的積食徹底化掉呢？」

文小叔說：「首先要從源頭上斷絕積食，不要給孩子吃太多肥甘厚味，包括各種補品。一頓飯讓孩子吃七分飽就可以了，『要想小兒安，三分饑與寒』。其次每天飯後可以給孩子吃點中成藥保和丸，連續吃一個月。如果能夠嚴格做到這一點，一個月寶寶的積食就應該可以去掉大半。另外，以後孩子感冒發熱時，不要只給他吃小柴胡顆粒，而要與保和丸一起吃，這樣既可以解表清熱，又可以化積食。積食化掉了，孩子感冒就好得快。除了小柴胡顆粒加保和丸，還有一個中成藥叫午時茶沖劑，也可以服用，因為它兼具解表化積的雙重作用。」

這位寶媽最後說：「小叔，太感謝你了。我一定記住你的叮囑。為人父母者，不知醫謂之不慈，說的就是我啊。」

五、關於感冒，張仲景給我們留下的……

張仲景花五十年的心血把桂枝湯打造成群方之首，即治療感冒的第一方。

先把桂枝湯的配方公布如下：桂枝九克（去皮）、芍藥九克、甘草六克、生薑九克、大棗十二枚（掰開）。

這個配方到底治療什麼病？

我們先從最小的用處來講，這個方子是治療風寒感冒的，是治療感冒的基礎方。

當我們遭受風寒侵襲，流清鼻涕，鼻塞，打噴嚏，咳嗽，頭痛，怕冷又怕風，全身痠痛時，這個階段的症狀通常是風寒感冒的第一天或者第二天，這時候服用桂枝湯可以起到很好的效果。

那麼，桂枝湯又是如何治療感冒的呢？

感冒屬於急症，急症的處理方法當然是以祛邪為主。當風寒這個外邪突然襲擊我們的體表時，此時我們的正氣又不足，我們就會出現感冒症狀。這個時候外邪大量盤踞在我們的體表，為了把這個外邪驅趕出去，不讓外邪往身體內部發展，我們勢必要調集身體裡面的氣血來攻打體表的外邪。外邪盤踞在體表，虎視眈眈，誰來攻打外邪？誰來做先鋒？

桂枝！桂枝就是攻打外邪的將軍。桂枝會迅速把我們身體裡面的氣血調集到體表，與風寒外邪做殊死搏鬥。桂枝能夠把氣血送到肌肉，送到體表，只有身體的氣血充足，疾病才會被治癒。中醫把桂枝這種獨特的能力叫作「解肌」。

後來我們習慣性地把桂枝的這種作用叫作「解表發汗」。桂枝為什麼能夠解表發汗呢？看看它長在哪裡就明白了，桂枝是長在桂樹最頂端的那一小截嫩枝，因為長在最頂端，所以陽氣最足，最具有生發之性；因為長在最頂端，所以桂枝的藥性就會往上走，往體表走。

桂枝，枝，肢也。枝類藥又走四肢，所以桂枝又能走四肢，不過桂枝的升散之性更容易走上肢。總之一句話，桂枝可以把全身的表給解了，只要有表緊的症狀，無論哪個地方都可以。

桂枝，張仲景這裡標注要去皮。因為皮有收斂的特性，治療感冒我們要的是桂枝的發散之性，所以要去皮。同理，生薑也一樣，當你用生薑治療感冒時也要去皮，而當你用生薑溫中止嘔的時候就不用去皮了。

當桂枝抽調大量氣血去攻打體表的敵人時，會出現身體內部比較空虛的狀態。而且桂枝調氣血時並不是那麼均勻的，很有可能調多了。那麼如何解決身體空虛的狀態？如何把多餘的氣血收回來？

這時候我們的「賢妻良母」——白芍就上場了，白芍一方面直接補充氣血，一方面把多餘的氣血往裡面收，抑制桂枝過度的生發之性，以求達到平衡。

白芍是一種氣味比較寡淡的藥，微苦，有些酸。苦能泄、能降，酸能收、能斂。如果說桂枝是將拳頭打出去，那麼白芍就是將拳頭縮回來。只有縮回來，拳頭才能再次打出去。

桂枝在體表作戰，白芍提供補給，看似完美了，其實還不夠，因為氣血真正的補給靠的不是白芍這種外援，靠的是內生。什麼可以產生氣血？當然是脾胃，只有脾胃好了，才能源源不斷地產生氣血。所以必須「建中」，「中」就是中焦脾胃，「建中」就是把脾胃守好、養好。建中又靠什麼呢？

這時，甘草、生薑、大棗陸續登場。

甘草與大棗都是甘性的，這種甘味可以直接補充氣血，而生薑性溫，能夠提高脾胃的運化能力，讓甘草、大棗的藥性更有效地發揮，而且補而不膩。脾胃虛寒的人，一味薑就有很好的療效。

桂枝湯可以治療很多疾病，這都得益於桂枝湯中的多面手——桂枝，桂枝既能夠發汗也能夠止汗，動不動就出汗的人可以喝桂枝湯。桂枝還可以活血化瘀，比如桂枝茯苓丸。桂枝還可以祛濕，比如苓桂朮甘湯；桂枝還可以治療咳嗽，比如大小青龍湯；桂枝還可以疏肝，比如桂枝柴胡湯……

桂枝湯這個配方裡還蘊含了三個超級經典的小方子：桂枝甘草湯，可保養心臟，對心悸心慌、心陽不足的人有療效。芍藥甘草湯，養血柔肝，引氣血下行，對腿抽筋、腹痛效果好。薑棗茶，脾胃虛寒的人可以使用。

那麼，桂枝湯為什麼被稱為群方之首呢？張仲景為何把它放在《傷寒論》首篇呢？

因為桂枝湯的境界之高，後人只能仰望。因為桂枝湯的道行之深，後人只能嘆為觀止。因為桂枝湯的用意之遠，後人只能頂禮膜拜。

因為桂枝湯看到了升降，桂枝主升，白芍主降。因為桂枝湯看到了寒熱，桂枝溫，白芍寒涼。因為桂枝湯看到了氣血，桂枝氣化，白芍理血。因為桂枝湯看到了營衛，桂枝加強衛氣，白芍補充營血。因為桂枝湯看到了無論什麼病都要把脾胃保護好，於是用甘草、生薑、大棗來建中。因為桂枝湯看到了天、地、人，桂枝是天，白芍是地，甘草、生薑、大棗是人。更因為桂枝湯看到了陰陽——桂枝「陽化氣」，白芍「陰成形」，一陰一陽謂之道，陰陽平衡百病消。

六、風熱感冒有妙招

一朵花和一片葉子——菊花和桑葉。

如果說菊花是聖潔典雅的高冷女神，那麼桑葉就是端莊賢淑的良家婦人。有一天，菊花和桑葉相遇了，便再也難捨難分，於是成就了一個經典名方——桑菊飲。

陽春三月，天氣一天比一天暖和，春天又是肝氣相對旺盛的季節，如果再多吃一點溫燥的食物，風熱感冒就很容易找上你。

桑菊飲來頭不小，出自清朝名醫吳鞠通的《溫病條辨》。《溫病條辨》影響了很多人，現在依然有很多人把這本醫學典籍奉為至寶。

什麼時候用這個桑菊飲呢？

吳鞠通是這樣說的：「太陰風溫，但咳，身不甚熱，微渴者，辛涼輕劑桑菊飲主之。」這句話想必大家能夠理解其含義，只是「太陰風溫」似乎有點難理解，如何解釋呢？

太陰為六經之一，即肺經，風溫就是我們現在所說的風熱。整句話翻譯過來就是：「風熱偷襲了我們的肺，使我們的身體有些發熱，但不是很熱，還有點兒咳嗽，但不是咳得很厲害，這就是風熱感冒最初的症狀，這個時候應該使用的就是桑菊飲。」

我們知道了桑菊飲最適合使用的時間，接下來就讓我們一起來感受桑菊飲無盡的妙處。

桑菊飲配方如下：桑葉九克、菊花十二克、杏仁九克、連翹九克、薄荷六克、桔梗九克、蘆根三十克、甘草九克。

以上是一劑的量，一天一劑，五碗水煎成兩碗水。其中薄荷、菊花、桑葉不要煎太久，五六分鐘即可。如果不想那麼麻煩，可以直接購買中成藥桑菊顆粒。

下面請大家思考一下，這個方子的中心思想是什麼？

很簡單，就四個字：「疏風散熱」。既然風熱悄悄偷襲了我們的身體，那我們就把風疏掉，把熱散走。

疏風散熱最主要靠方子中哪幾味藥呢？當然是桑葉和菊花，這個方子的名字就是桑菊飲，桑葉和菊花是絕對的君藥，是重中之重。毫不誇張地說，其他藥不放，這兩味藥也能夠擔起疏風散熱的大任。

桑葉和菊花都有疏風散熱的作用，但側重點不同。桑葉以疏風為主，風分內風和外風。外風是什麼，是木，樹木吹來的風；內風是什麼，內風是肝，肝在身體裡面刮起來的風。如果肝風內動，肝氣特別旺盛，外風就很容易引發內風，最後驚風。小孩子感冒就容易引起驚風，因為他們的肝氣特別旺盛。

現在好了，有了桑葉再也不用怕了，桑葉寒涼，苦中帶有一絲甘甜，無論是內風還是外風它都能搞定。

菊花，大家太熟悉了，經常用它與枸杞泡茶喝，可清肝明目。菊花，性涼，色白入肺，所以能夠清肺熱。菊花為什麼又能夠清肝熱呢？因為菊花在秋天盛開，秉承了天地之秋氣，秋天對應的五行是金，也就是說菊花得了滿滿的金氣。金克木，木又是什麼？肝屬木。所以，菊花能夠平肝清肝。肝火旺盛的時候可以喝點兒菊花茶，但切忌天天喝。

桑葉和菊花組合在一起，就能治療風熱感冒引發的頭昏腦漲、眼睛發紅、口苦、發熱。

無論是風寒還是風熱，我們都需要解表，因為只有表解，病邪才能順利出去。治病與打仗有相同之處，也有不同之處。

打仗可以關門打狗，但治病不能閉門留寇，我們必須要把大門打開，讓敵人出去。解表就是把大門打開，放病邪一條出路，也放自己一條生路。如果搞成魚死網破，兩敗俱傷，最後必定得不償失。

風寒束表時，要辛溫解表，可以用桂枝、麻黃、生薑、紫蘇葉、蔥白等。這裡是風熱襲肺，所以只能用辛涼解表，辛涼解表的最佳代表就是薄荷。薄荷糖大家都吃過，真是透心涼啊，一顆含在嘴裡，那股涼氣迅速走竄，從頭走到腳。可見薄荷這股宣透解表的力量有多麼強大。

疏了風，散了熱，解了表，還有咳嗽呢？咳嗽怎麼辦？不慌，桔梗與杏仁來幫你。

這裡的咳嗽是什麼引起的？是肺熱。那麼好，桔梗有一股升提宣散的力量，可以把肺裡面的熱邪往上趕，通過口、鼻、毛孔把肺熱趕出去。杏仁呢，收斂肺氣，有一股下行的力量，可以把肺裡面的熱邪通過腸道往下趕，從肛門以大便的形式趕出去。這一上一下、一升一降，整個肺氣就順暢了，咳嗽也就漸漸消失了。

桔梗與杏仁，很多治療咳嗽的方子裡都有它們的身影，它們是天造地設的一對。

接下來是連翹。我們知道連翹與金銀花是一對姐妹花，放在這裡主要是清熱解毒。連翹能夠清心火和胃火。其實這裡有沒有連翹關係也不大，連翹在這裡屬於助攻，表解了，下面也通了，熱邪自動會散去，加上連翹就好比給悶熱的屋子打開冷氣，讓這個熱散得更快一些。

有朋友會問了：小叔，為什麼這個方子還要加上蘆根呢？很簡單，熱傷陰，熱久了我們身體的津液就不足了，就會口乾口渴，這個蘆根就是蘆葦的根，長在水裡，有很好的生津養陰的作用。

最後一個甘草不用多說，充當一下和事佬，調和諸藥，讓這些藥團結一致，把各自最拿手的本事發揮出來，起到一加一大於二的作用。當然，甘草也有清熱的作用，還可以保護一下脾胃。

這就是桑菊飲，簡約不簡單的桑菊飲，就像一位素面朝天的女子，裡面有著深刻的內涵。

七、文小叔的感冒六步走

第一步，辨證。

風寒感冒，怕冷，全身痠痛，鼻塞，流出來的鼻涕很清稀，甚至像水一樣。還會咳嗽、打噴嚏，如果咳嗽，痰是白的。還伴有頭暈頭痛，全身無力，沒有胃口。不會出汗，喉嚨也不會疼，最多微微發癢。

風熱感冒，會出汗，不會全身痠痛，會流鼻涕，鼻涕是黃色且黏稠的，痰也是如此。風熱感冒喉嚨會疼，嚴重的會疼得咽不下口水。

第二步，梳頭，打通膀胱經。

使勁梳頭，梳後腦勺，重點梳左後腦勺，企圖打通膀胱經。這是人體最大的一條陽經，是抵禦風寒侵襲最大的屏障。

有慢性鼻炎的人，只要鼻子不通，都可以通過梳後腦勺的方法來緩解。

第三步，採用取噴法。

把紙巾撕下來一小塊，搓成細細的長短適中的紙撚，然後塞進鼻孔。不要太用力，輕輕地塞，刺激鼻孔，鼻孔就會發癢，然後就會打噴嚏。這個取噴法文小叔經常用，即使沒有感冒，一周也用一次，目的就是把身上積聚的寒氣驅趕出去。

明白了這個道理，你就會明白為什麼有過敏性鼻炎的人早上起來就會打噴嚏，就是因為身體裡面寒氣太多的緣故。打噴嚏是身體自救的方式，此時你不但不要抑制打噴嚏，還要幫助它多打幾個才對，這叫順勢而為。而不是對抗性地吃抗生素或者激素，把寒邪逼進體內。

第四步，食療。

食療方用的是經典又方便的生薑蔥白連鬚紅糖水。廚房裡薑是必備的，薑具有發散之性，有解表散寒之功效。蔥白連鬚是什麼呢？就是蔥白根部有鬚的部位。蔥白是白色的，白色入肺，蔥又是辛味的，辛味的食物能散、能宣，能夠把肺裡面的寒氣宣發出來。再者，蔥，通也，蔥白溫經通絡的作用很強，正好可以對付感冒引發的鼻塞。帶鬚的蔥白的疏通作用更強，所以最好一起。

三段蔥白連鬚，二指併攏大小的薑塊，水開後煮十五分鐘，加入紅糖，一碗熱氣騰騰的生薑蔥白連鬚紅糖水就出鍋了。注意，解表散寒的藥不要久煮，久煮會降低藥效。解表散寒的藥要溫服，不要放涼了再服，但也不要太燙。

第五步，睡前用熱水泡腳。

泡腳的時候你會感覺到一股熱氣從腳底漫延至頭頂，全身處於一種通透的狀態。這就是經絡被暫時打通的結果。

第二天起床，頭重頭悶痛的症狀沒了，鼻子也不堵了，但是開始流清鼻涕了。不懂中醫的人會以為這是感冒加重的表現，其實不是，這是好轉的表現，由以前的不通變為通，這是身體正氣與邪氣鬥爭，正氣把邪氣趕出去的結果。

2

中醫教你讀懂睡眠

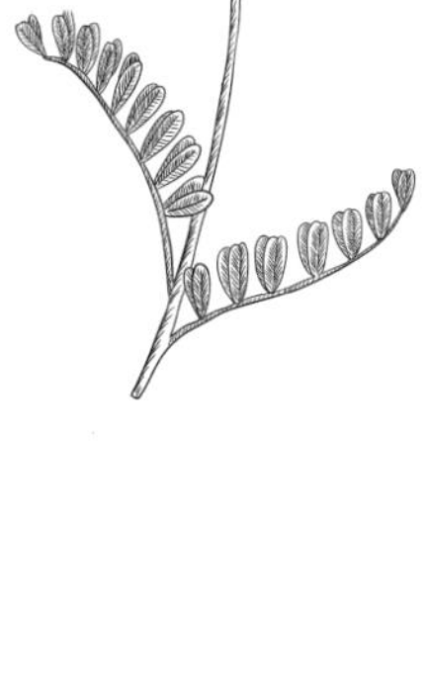

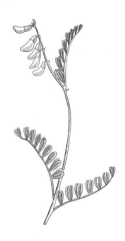

一、「好睡眠」已經成為一種奢侈

隨著生活水準的提高，科學技術的發展，很少再看到「日出而作、日落而息」的生活模式了。熬夜是每個現代人都會遇到的問題，由於頻繁熬夜，很多人在想睡個好覺的時候，發現已經睡不著了。失眠雖然不是什麼大問題，但是長久的失眠會讓人痛苦不堪，嚴重的還會影響人的工作與生活。《黃帝內經》中帝曰：「人有臥而有所不安者，何也？」岐伯曰：「臟有所傷，及精有所之寄則安，故人不能懸其病也。」由此可見，睡不安穩的原因有二：一是五臟有損傷，二是精神無所寄託，精神安穩才能睡得安穩，所以人不能心事重重。

很多人的失眠症狀表現為：輾轉反側難以入睡，睡著後又容易醒，醒後再也睡不著，或者入睡後做各種各樣的夢，一覺醒來跟沒睡一樣。

你有多久沒有倒頭入睡、一覺到天明了？那應該是很久很久以前的事了。據統計，先不說中老年人，現在的「九〇後」（一九九〇年後出生的人）平均入睡時間都超過一個小時。

不過也別太過自責。這是一個時代病，是大環境決定的。尤其是大城市，負能量的大本營，焦慮、壓抑、緊張、痛苦、興奮，各種撲朔迷離的燈光讓人始終處於亢奮的狀態。

到了農村，尤其到了大山裡就完全不一樣了，能量非常單純，總是讓你很放鬆。雖然也有雞鳴狗叫，但是你一點兒不覺得煩躁，照樣睡得很香。所以，文小叔常常對那些失眠的朋友說，改善睡眠最好的方式就是去山裡住一段時間，絕對會讓你一覺到天明。

文小叔曾經去雲南大理雞足山上的放光寺住了一晚，那真是一種久違了的感覺。晚上九點，寺廟就熄燈睡覺了，心無雜念，安然入睡。早上五點自然醒，真的是舒服愜意。一個雜念很多、睡不著覺的人真的需要山裡面這種純樸的自然環境來治癒。

二、失眠的惡性循環

很多睡不著覺的人喜歡用安眠藥來強迫自己入睡，這無疑是一種慢性自殺行為。安眠藥到底有多可怕，我們這裡先不說，不過吃過安眠藥的人應該會有更深的體會：睡是睡著了，但像活死人一樣，第二天醒來後整個身心都是疲憊不堪的，無精打采，陽氣根本升發不起來。

安眠藥的原理在中醫看來就是冰封你的陽氣。所以，即使你通過安眠藥睡著了，但你身體的陰根本養不起來，陰是基礎，沒有陰陽氣就不會升發。

對於安眠藥文小叔是零容忍的，就算不睡，也不要吃安眠藥。而且安眠藥的依賴性非常大，安眠藥會讓你短暫性的失眠變成長期性的失眠，徹底摧毀你的身體。失眠最本質的原因是陽不歸陰、陽氣妄動。在正常的睡眠中，我們的肝膽會得到充分的休息。吃安眠藥的睡眠，肝膽不但得不到休息，還會加重負擔，因為肝膽要幫你解決安眠藥帶給身體的毒。

三、失眠，身體到底發生了什麼？

失眠的原因有很多，比如吃多了睡不著，胃不和則臥不安。小孩子晚上睡覺不踏實通常屬於這一類，比如玩得太興奮了睡不著，思念一個人，胡思亂想，也睡不著等等。

但歸根結底，失眠的原因只有一個：「陽不入陰」。

白天我們的陽氣像太陽一樣升起，陽氣都走到體表，所以我們神采奕奕、四肢充滿活力；晚上，我們的陽氣像太陽一樣落山，收回體內，所以我們就會睏、累、想睡覺。但是，如果晚上你的陽氣收不回來，入不了陰，那麼你就無法入睡。

問題來了，陽不入陰，真的是你身上的陽氣太多了嗎？當然不是，這只不過是你身上的虛火罷了。因為虛火老是在上面飄著，干擾我們的大腦，干擾我們的心，所以我們就會心煩而不得眠。

既然我們已經找到問題的根本，那麼接下來，我們把飄在上面的虛火引下來不就好了嗎？是這個理。問題是怎麼引？直接把虛火澆滅嗎？你會愈澆虛火愈多。而且這些虛火不是沒有用的，而是我們身體實實在在的陽氣，不能澆滅，它只是脫離了軌道。

進一步思考，為什麼會有虛火？虛火不是多出來的火，而是陰不足了，原本應該與陰交織在一起的陽沒有地方去了，只好四處溜達，犯上作亂。

陰陽平衡百病消。以五五開打比方，如果陰是五，陽也是五，陰陽平衡，這是健康人的狀態。如果陽是五，陰是四，陽本來沒有多也沒有少，只是相對於陰來說多了一，所以這個就是虛火。如果陰是四，陽也是四，陰陽都少了，但陰陽還是平衡的，只不過是身體虛了一點，也不會有大問題。如果陰是五，陽是六呢，這個就是實打實多出來的火了，這叫陰虛陽亢。如果陰是六，陽也是六，看似都多了，但陰陽還是平衡的，身體也沒有問題，就是比較強壯而已。

因為虛火老下不來，腎水老上不去，就會心腎不交，心腎不交自然就入睡困難。

四、小小交泰丸——失眠者的福音

心腎不交導致的入睡困難、失眠，我們有一個專門的方子來對付它，這就是大名鼎鼎的交泰丸。這個方子出自清代的名醫王士雄。交通天地，交通心腎，讓腎水上去，讓心火下來，水火相濟，名曰交泰。

交泰為什麼如此重要？我們看看大自然就知道了，天氣一定要下降為雨，地氣一定要上升為雲，這樣天地才有萬物，才有生命。《易經》有一個卦叫「泰」卦，代表天的乾卦在下面，代表地的坤卦在上面，就是這個道理。

天地有大宇宙，人體有小宇宙。天地要交泰，人體的心腎也要交泰。一個健康的人應該是這樣的，腎水要上去滋潤心火，心火要下來溫暖腎水，水火相容，上涼下溫。人體的上半身是清涼境地，下半身要溫暖如春。然而，現在的人大多數都反過來了，即上熱下寒。

交泰丸，非常簡單的一個處方，只有兩味藥：黃連十克、肉桂一克。

黃連味苦，苦入心，可以讓心經上的火往下走，這是治標。肉桂，引火歸元，把飄在上面的虛火直接引到下焦，引到腎裡面封藏，讓虛火回家。肉桂引火歸元，不是直接把火拽下來，而是補足命門之火，讓命門之火溫煦腎水，腎水被氣化、被蒸騰上去，就好比我們燒水氤氳上升的水蒸氣一樣，飄忽不定的虛火見到這些腎水就有了歸宿。

黃連，讓心火下來，肉桂讓腎水上去，如此，心腎不交的問題就解決了。這個處方不用煎煮，把這兩味藥打成粉，用淡鹽水送服即可。如果胃寒，可以在此方中加入六克乾薑。如果腎精嚴重不足，腎水虧損厲害，可以加服六味地黃丸。

但是，這個方子是讓你入睡了，不保證你睡得很沉穩。比如有的人入睡了，半夜一兩點就會醒來，這是肝氣太旺的緣故，可以與加味逍遙丸同服。還有的人睡是睡著了，但是睡眠很淺，夢也很多，這是心脾兩虛的緣故，可以加服歸脾丸。還有的人睡著了，老是擔驚受怕，老是做噩夢，甚至經常夢見地獄，夢見垂死的人等，可以在這個方子裡加入人參三克，以強壯心陽。還有的人睡著了，但總是覺得胸口堵得慌，胸悶，一躺下就這樣，坐起來就好，平常痰多，這是痰濕中阻導致的失眠。可以在交泰丸的基礎上加服溫膽湯或者二陳丸。

無論是何種失眠都可以加入安神三藥：酸棗仁九克、夜交藤九克、合歡花九克。

如果不願意吃藥，有一個食療方也有交泰丸的功效：桂圓肉加蓮子心同服。一個桂圓肉加入六顆蓮子心，一共服用三次，也就是三個桂圓肉加十八顆蓮子心。服用這個食療方的時候，晚上要喝安神粥：小米百合蓮子茯苓粥。

另外，還有一個按摩法，也有交泰丸的作用，就是睡前手心搓腳心。

如果你既吃交泰丸，又喝安神粥，還手心搓腳心，那效果自然更佳。

五、給十一點以後睡覺的人來一杯茶

現代有很多人因為工作或者習慣的原因，經常會熬夜，而這些熬夜的人大概都知道，熬夜對健康是非常不利的，所以經常有人會問這樣的問題「我熬夜後，吃什麼能夠補回來呢？」

對於這樣的問題，文小叔只能說，用熬夜去工作，絕對得不償失，如果是習慣，最好改掉，因為身體是革命的本錢，熬夜一點兒好處都沒有。

經常熬夜的人所損失的健康很難補回來，只能改善緩解，對於偶爾熬夜的人來說，因為其對身體的傷害還沒有達到質變，所以可以通過一些方式來彌補。

有人問，晚上不睡，白天睡覺不可以補回來嗎？只要睡足八個小時不就可以了嗎？

有這種想法的人比較天真。這就好比「三天不吃飯，一頓把它吃回來不就可以了嗎？」問題一樣，晚上不睡，白天睡，這是顛倒黑白，對身體是雙重打擊，既傷陰又傷陽。

下面我們就先來弄明白，熬夜到底損傷的是什麼。

《黃帝內經》說：「春夏養陽，秋冬養陰。」白天對應的是陽，晚上對應的是陰。白天養陽，晚上養陰。晚上熬夜時這個陰就養不起來，就是傷陰。陰是什麼？陰是所有生命活動的物質基礎，我們白天所做的一切活動就是陽，這個陽從何而來？

從陰演化而來，即沒有陰就沒有陽。

進一步思考，熬夜傷陰，傷的是我們五臟六腑的陰。

首當其衝就是肝陰。一天當中黃金睡眠時間是晚上十一點到凌晨三點。晚上十一點到凌晨一點是膽經值班的時候，這個時候是一陽生，就是至陰當中孕育出那麼一點兒微弱的陽氣，這陽氣就像小老鼠一樣，這個時辰叫作子時，對應的生肖就是鼠。凌晨一點到凌晨三點是肝經值班的時候，肝膽相照。

這四個小時非常關鍵，如果這四個小時睡好了，即便你半夜三點以後醒來也沒有多大關係。很多老人通常都是半夜醒來的，因為老人的收斂功能不足了，只剩宣發了，不過醒來就醒來吧，前半夜睡好了也可以。

如果經常在晚上十一點到凌晨三點醒來，說明你的肝有問題了，即陰虛火旺。

陰不足，制約不住陽，肝陽跑到外面來了，所以就醒了。

傷了肝陰最明顯的表現就是性子急、脾氣大、經不起事，遇到芝麻小事就煩躁不安，恨不能下一秒就能解決；點火就著，別人說點什麼馬上就火冒三丈。這叫剛直，肝很剛直了，不柔順了，因為沒有肝陰的滋潤了，就好比乾枯的樹木很容易被折斷，很容易著火一樣。

肝陰不足持續發展就會生各種風，就是肝風，這叫肝風內動，這肝風可不是和風，不是春風，而是狂風大作，最後就是中風。

所以，熬夜首先傷的就是肝陰，其次是腎陰。肝腎同源，傷肝就是傷腎。腎陰又是一身之陰的根本。腎陰不足，全身的陰都不足，很多人有乾燥綜合症，就是腎陰嚴重虧損的結果。

腎屬水，水生木，肝屬木，也就是說腎是肝的媽媽。肝陰不足了要向腎要。偶爾要一次無所謂，但天天索取，久而久之腎也不足了，這叫子盜母氣。

子盜母氣這個現象很常見，比如很多人吃多了就覺得心臟不舒服，很多人以為得了心臟病，去檢查發現什麼毛病都沒有。吃多了本來是脾胃的問題，怎麼就到心臟上了呢？這就是脾胃這個兒子在向心臟這個媽媽要氣血呢。因為脾胃屬土，心屬火，火生土。

熬夜傷了肝腎之陰，是不是就沒事了呢？當然不是。傷了肝陰，接著就會傷心陰，因為木生火。傷了心陰，心火就大。肝火與心火一起來侵犯肺陰，就會出現乾咳，這叫「木火刑金」。

本來金是要克木的，現在倒好，木與火勾結起來欺負金，肺就沒轍了。腎是先天之本，脾是後天之本，腎陰傷了就會拖累脾，脾陰也會傷。可見，熬夜把五臟六腑的陰都傷了。

傷了陰之後如果不及時挽救，下一步就要傷陽了。前面說過，陰是基礎，沒有陰，陽氣根本就生發不起來。

所以，在還沒有傷及陽氣的時候，我們可以做些補救工作。

前面說過，熬夜傷的最重的是肝腎之陰，有什麼可以補肝腎之陰的呢？文小叔首先想到的就是黑豆與枸杞。黑豆，黑色入腎，長的又像腎，當之無愧被稱為「腎之穀」，它不僅能夠滋腎陰，還能夠把腎裡面的虛火引下來，同時還能夠治療熬夜導致的口腔潰瘍、痘痘。枸杞不用說了，清肝明目、益腎填精、肝腎同補。

心陰怎麼補？用桂圓肉即可。一味桂圓肉就可以治療心脾兩虛導致的睡眠淺、易醒、夢多。著名的玉靈膏的主要成分就是桂圓肉。

肺陰怎麼補？白色入肺，白色的食物通常都有潤肺的功效，文小叔馬上想到了潤肺最好的銀耳，這可是老百姓都吃得起的燕窩啊。

最後一個脾陰，文小叔推薦淮山藥。

這樣第一組食療方就出來了，它們是：黑豆、枸杞、桂圓、銀耳、山藥。

第一組食療方的目的是：滋五臟六腑之陰。這是君藥。

陰陽是相互依存的關係，陰中有陽，陽中有陰，單純的滋陰效果不大，必須要陰陽同調。怎麼說呢？就好比煤油燈，裡面的煤油就相當於陰，光有煤油不行啊，還得有火柴來點燃。

這個火柴就是陽。火柴點燃後發出來的光是陰陽共同努力的結果。

誰來充當這個火柴呢？文小叔想到了一個很好的食物：核桃仁。

第二組食療方的目的是：點火。

滋陰的有了，點火的也有了，還缺一個藥引子，讓這些吃進去的食物作用能夠快速走到五臟六腑，走到全身。文小叔想到了補氣第一藥：黃耆。黃耆有一股勁，它不猛烈，但可以慢慢地走遍你的全身，把藥性帶到你的全身。

黃耆有股陽動的力量，這股力量可以把陰帶上來，陰必須要被陽帶上來才能被利用。比如我們身上細微的汗以及眼睛、鼻子、嘴巴裡面的津液，都是陰被陽帶上來的結果。很多人口乾，喝了很多水，就是不解渴，這不是陰的問題，而是把陰帶上來的那股陽動的力量不足導致的。

黃耆恰恰就有這股陽動的力量。這就是為什麼十全大補丸有了補氣第一方的四君子湯、有了補血第一的四物湯之後，還要加上黃耆的原因。

最後一步：提高脾胃的運化能力。因為我們吃進去的所有食物或者藥物，都需要脾胃來消化來運化，不然吃了也是白吃。

提高脾胃的運化能力就需要張仲景的脾四味：人參、生薑、甘草、大棗。人參可以去掉，因為這個處方已經有了黃耆。

最後，這個熬夜後可以補回來的食療方是這樣子的：黑豆三十克、枸杞十二克、桂圓肉九克、銀耳半朵、山藥十五克、核桃十二克、大棗六枚、生薑九克、甘草九克、黃耆十五克。

以上是一個人一天的量，所有的食材先浸泡兩個小時，浸泡出來的水直接上鍋煮，大火燒開後小火煮四十分鐘左右，然後喝湯。想要有點味道的可以加少許蜂蜜，不想要味道的直接喝，剩下的食材可吃可不吃。

如果有電紫砂鍋，用最小的檔熬一個晚上即可。
以上這個量僅供參考，少一點多一點沒有太大關係。
文小叔把這個方子稱為「十味甘露飲」：像清晨晶瑩剔透的露珠一樣，甘甜無比，慢慢滋潤熬夜後乾涸的五臟六腑。

3

中醫講的那些「虛」事

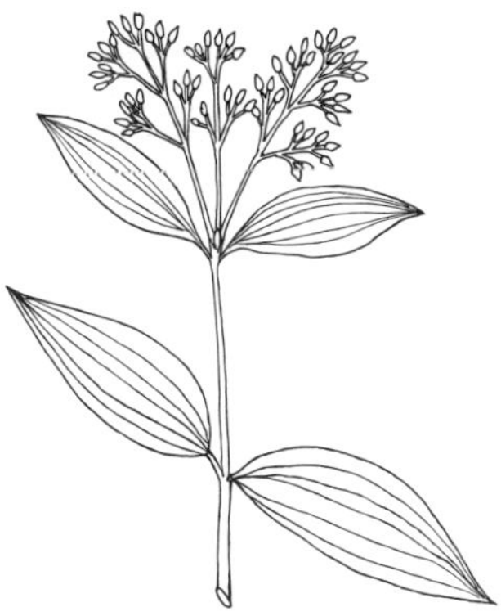

陰陽學說是在氣一元論的基礎上建立起來的中國古代樸素的對立統一理論，屬於中國古代唯物論和辯證法的範疇，體現出中華民族辯證思維的特殊精神。陰陽學說認為：世界是物質性的整體，宇宙間一切事物不僅其內部存在著陰陽的對立統一，而且其發生、發展和變化都是陰陽二氣對立統一的結果。

中醫學把陰陽學說應用於醫學，形成了中醫學的陰陽學說，促進了中醫學理論體系的形成和發展。中醫學的陰陽學說，是中醫學理論體系的基礎之一和重要組成部分，是理解和掌握中醫學理論體系的一把鑰匙。「明於陰陽，如惑之解，如醉之醒」（《黃帝內經・靈樞・病傳》），「設能明徹陰陽，則醫理雖玄，思過半矣」（《景岳全書・傳忠錄・陰陽篇》）。

一、陰虛、陽虛還是陰陽兩虛

（一）陰虛

陰是物質基礎，是一切能量的來源，沒有陰就產生不了陽。我們天天都在用陰，用著用著一不小心就用過度了，比如熬夜、縱欲。

請大家記住，腎虛一定是先從陰虛開始的。

陰虛會出現什麼樣的症狀呢？第一個就是怕熱，陰虛生內熱。尤其是夏天，陰虛的人會覺得熱死了，還口渴，老想喝水。手心、腳心都是燙燙的，臉頰也時不時潮紅，有的人在下午五點到七點的時候還發低熱，去醫院檢查什麼事都沒有。

還有一種熱更厲害，叫作「骨蒸潮熱」，這就好比你的骨頭一直放在蒸籠裡一樣，那種熱是從骨頭裡發出來的。這種就比較嚴重了，非要一種叫地骨皮的本草來對付不可。地骨皮就是枸杞的根，專門用來搜刮骨頭裡的虛熱。

到了晚上，陰虛的人怎麼也睡不著，翻來覆去的，這叫「心腎不交」，心火在上面飄著，腎水上不來。剛有點睡意吧，馬上就熱醒了，全身是汗，枕頭濕漉漉的，這叫「陰虛盜汗」。

腎陰虛的人肝火必旺，肝火旺的人就會多夢，好不容易睡著了，一個夢接著一個夢。還有一個最煩人的症狀就是，睡覺的時候會耳鳴，這種耳鳴就像蟬鳴，細小、銳利、綿長。還有一種耳鳴轟隆隆的，像火車飛馳的聲音，這是肝的實火導致的。

以上內容是陰虛的人最明顯的症狀，下面我們再來看看其他症狀。

腎主骨生髓，精不足，與骨髓有關係的地方就會慢慢出現問題，比如腦子，你會記憶力不好，思考能力下降，做什麼事都不持續，也就是沒有毅力。

你的膝蓋會痠，你的腰也會痠，但不疼。走路，走著走著你就頭暈了，西醫會說你是高血壓導致的頭暈，其實就是腎精滋養不了髓海。

陰虛的人還會便秘，這種便秘就像羊屎一樣，又乾又硬。

同時，陰虛的人還會遺精、早洩。

陰虛來勢洶洶，如何對付？

前面說過，陰虛是腎虛的第一階段，先天除外。第一階段很關鍵，這個階段處理好了就不會發展成陽虛。好比風寒感冒，就要在它萌芽狀態之時把它滅掉，不然就會寒化熱，之後再去調理就複雜了。

單純的陰虛通常出現在哪幾種人身上呢？一是小孩子，因為小孩子陰常不足，陽常有餘。二就是青春期的年輕人，這個時候正是陽氣最為旺盛的時期，年輕人又有些不好的習慣，比如熬夜、吃辛辣、縱欲等都會損耗腎陰，所以比較容易出現陰虛。第三就是更年期婦女，身體沒有其他毛病的更年期婦女，《黃帝內經》把這叫天癸竭，天癸就是月經。月經沒了，是因為血不足了，血為陰，所以就會出現陰虛的症狀。另外，陰虛通常會出現在瘦的人身上。

如何把陰虛扼殺在萌芽狀態呢？

第一，不要熬夜，熬夜最傷陰了，睡眠是最好的養陰養血的方式；第二，不要縱欲了；第三，不要吃辛辣刺激的食物。

辛辣的食物主散，消耗我們的津液，本來陰就不足，你再吃點辛辣那就等於火上澆油；第四，不要瞎運動，切記大汗淋漓的運動，因為汗也是陰液的一種。

陰虛的人該做點什麼呢？學習烏龜，學會靜養。打坐也好，深呼吸也好，都可以。飲食上，可以吃滋陰的食物，比如黑色食物，黑色入腎，如黑芝麻、黑米、黑豆等。另外，推薦兩款滋陰食療方，一款醋泡黑豆，一款枸杞菊花茶。

（二）陽虛

如果你有以下症狀，你應該就是陽虛了。

陽，宇宙最大的陽就是太陽，沒有太陽我們是活不了的，所以陽氣很重要。陽氣不足了第一反應就是各種冷，如手腳冰涼、胃寒、腹瀉、宮寒等等。剛過立秋你就把大棉襖穿上了，不用說你肯定陽虛。

大家要注意陽虛的這種冷不是局部的冷，而是全身性的冷、持久性的冷、頑固性的冷，走了半天的路腳還是冷的那種，睡了一個晚上腳還是涼的那種。

有的人僅僅是手指冷，活動一下馬上就好，放在口袋裡馬上就熱，這還不是陽虛，有可能是血虛或者氣機閉塞導致的。

陽虛的人會經絡不通，不通則痛。這與陰虛不同，陰虛會瘦，陽虛就是痛，比如膝蓋痛、腰痛、腳踝痛、痛經等，不僅痛而且發冷，即冷痛冷痛的。

陽虛的人還有一個最明顯的特徵，喝水不多，但晚上起夜特別多，一次又一次，搞得一夜都睡不好。為什麼會這樣呢？

因為喝進去的水需要膀胱經的氣化功能，腎與膀胱相表裡，膀胱經的氣化功能不足，喝進去的水還是水。白天借助太陽，氣化功能還好，所以不尿頻，到了晚上太陽沒了，陽氣又不足，所以尿就多了。這樣的人，建議去刮痧，刮整個後背。另外，還可以吃生栗子，這些都可以改善晚上尿多的症狀。

陽虛潛入，如何對付？

陽虛不會突然降臨，它有一個漫長的演變過程，少則四五年，多則十年。如果在這個過程中你好好把陰虛調理好了，就不會發展成陽虛，可是很多人不當回事，繼續做不該做的事，突然有一天發現自己睡覺不盜汗了。他以為自己的身體好了呢，還很高興，其實開始陽虛了。為什麼？陰虛內熱，現在陽也虛了，自然就沒有內熱了，沒有內熱就不會通過盜汗的方式來散熱了。

陽虛的人以下事情千萬不要做了。

女性朋友不要為追趕時髦不惜以犧牲健康為代價，穿露肩、露肚臍、露腰、露腿、露腳踝的衣服，剛開始還沒什麼，殊不知寒氣就這樣潤物細無聲地侵入了你的身體，終於有一天，肩周炎、宮寒、關節炎都爭先恐後來找你了，你還雲裡霧裡，不知什麼原因呢。

陽虛的人不要早上起來就喝涼白開水，早上的陽氣剛剛升發，你一杯涼白開水就把它澆滅了。平時也要拒絕任何冰鎮飲料。另外，生的蔬菜和水果也儘量少吃，如果吃了一個梨，胃就開始不舒服，那就不要吃了，想吃的話就燉雪梨汁喝。

陽虛的人不要住在陰暗潮濕的房間裡，臥室最好朝陽，床能夠曬到太陽最好，床單、被子也要時常拿到太陽底下曬曬。

陽虛的人可以做些什麼呢？

一是要多吃一些溫補的食物，如羊肉、韭菜、茴香等。多曬太陽，多運動，動則生陽。還可以借助外界力量，如艾灸、刮痧、拔罐等，都可以驅寒。最適合做，也沒有任何副作用的，就是每天晚上泡腳。睡前半小時泡泡腳，加入一些溫熱的材料如花椒、薑、艾葉等，這時你會感覺整個身子都是熱的。

為大家推薦一款補陽食療方——薑棗茶。

如果你陽虛了，你就是陰陽兩虛了。

為何這麼說呢？

單純的陰虛有，單純的陽虛幾乎沒有，因為陽虛就是在陰虛的基礎上演化而來的。

腎虛調理的核心原則：「陰中求陽，陽中求陰」。

陰虛就給病人猛吃滋陰的藥，陽虛就給病人猛吃補陽的藥，這是一種割裂思維，即把陰陽割裂了，把整體人割裂了。

大家都看過太極圖吧，陰與陽是對立統一的關係，相互依存，不可分割。孤陰不長，孤陽不生。陰中有陽，陽中有陰，陰到了極點就會生陽，陽到了極點必會生陰。

高明的大夫充分領略到了這一點，心中有乾坤、有天地、有陰陽，所以，他們補陰的時候必然從陽中求，他們補陽的時候必然從陰中求。

我們來打個比方：「春蠶到死絲方盡，蠟炬成灰淚始乾」。大家都點過蠟燭吧，當蠟燭還沒有成灰的時候，這個蠟就是陰，這個燭火就是陽。如果我們要補陽，補燭火，讓燭火更旺盛一些，怎麼辦呢？那就需要多一些蠟。沒有蠟，永遠就不會有燭火。所以，要補燭火，必然要從蠟中求。這就是陰中求陽。

同樣，不管你的蠟有多少，如果沒有燭火來燃燒，陰永遠是陰，是死陰，是廢陰，只有燭火來燃燒，這個蠟的作用才會發揮出來。這就是陽中求陰。

在十有八九都是陰陽兩虛的情況下，推薦大家服用中成藥桂附地黃丸，而不是六味地黃丸，因為六味地黃丸是專門調理單純陰虛的。

桂附地黃丸是醫聖張仲景的方子，這個方子符合陽中求陰、陰中求陽的核心原則。

我們知道，桂附地黃丸是在六味地黃丸的基礎上加上桂枝、附子，那麼這個六味地黃丸就是陰，相當於蠟燭的蠟。點燃蠟燭的就是附子與桂枝。因為有了附子與桂枝，六味地黃丸才會物盡其用；因為有了六味地黃丸做基礎，附子與桂枝才會物盡其用。這就是八味腎氣丸的神奇之處——陽中有陰，陰中有陽，陰陽互轉，生化無窮。

二、你氣血虧虛嗎？——補氣補血方：黃耆當歸湯

這個方子是金元四大家之一的李東垣發明的。

術業有專攻，雖然中醫沒有分科，但李東垣這個名醫特別擅長治療各種脾胃的病，他對脾胃的重視程度在歷代醫家中也算是罕見的，他認為脾胃屬於五臟六腑的中心，任何疾病的治療都離不開脾胃的調理。李東垣專門寫了《脾胃論》來論述他的觀點。

脾胃又是氣血的來源，於是李東垣發明了這個千古流芳的氣血雙補的方子。

這個方子只有區區兩味藥，簡單得不能再簡單。

現在的大夫一開起藥方來就是幾十味藥，真是不敢恭維。

這個方子的第一味藥就是大家都熟悉的黃耆。

李東垣對黃耆的厚愛是受了他師父張元素的影響。張元素說黃耆有五大好處：各種虛它都可以補；對元氣很有好處；能夠強壯脾胃；能夠去掉肌肉裡的熱毒；能夠活血生血、排膿止痛。

黃耆可以補一身之氣，力道綿柔而緩和，在你還沒有感覺到的時候，它慢慢地把你的氣補起來，所謂「潤物細無聲」就是這個道理。正因為黃耆這種溫柔的補氣之法，所以適合很多人。黃耆補氣，五臟六腑的氣都補，但主要補肺氣與脾氣。

黃耆適合什麼樣的人吃呢？

動不動就感冒的人；走幾步就氣喘吁吁的人；大氣下陷、腹脹、胃下垂、脫肛腹瀉的人；食欲不振、沒有胃口的人；水腫虛胖的人；高血壓和低血壓的人。

大詩人蘇東坡在歷代詩人中最會養生，不惑之年曾經大病了一場，他老人家病癒後就用黃耆來調理虛弱的身體，並有詩云：「黃耆煮粥薦春盤。」

無獨有偶，大詩人白居易對黃耆也情有獨鍾，隔三岔五就煮黃耆粥喝，也寫過一首關於黃耆的詩《齋居》：「香火多相對，葷腥久不嘗。黃耆數匙粥，赤箭一甌湯。」

說完黃耆，再來說說這個氣血雙補方的第二味藥：當歸。

當歸這味藥很有詩意，當歸不歸，婦人思之，是為當歸。意思是心愛的人怎麼還不歸來，以至於我望穿秋水得了婦科病，於是用當歸來治療。

後人都以為當歸只是婦科良藥，其實不然，當歸女人可以用，男人也可以用，因為它只是一味非常好的補血良藥。當歸可以說是補血聖藥，幾乎所有補血理血的處方都有當歸的倩影。

說起補血的藥，各位朋友肯定會想到另外一味補血的藥：阿膠。阿膠的補血力道眾所周知，尤其是驢皮熬製的東阿阿膠。但阿膠補血有一個大的缺陷就是太過於滋膩，脾胃虛弱的人很容易虛不受補，而現代的人多數是脾胃虛弱。所以要想吃阿膠不上火，要用黃酒來蒸。

阿膠的這一缺陷當歸就沒有，當歸補血的獨特之處在於不僅補血還活血。這裡大家要知道一點，如果補進去的血不活，再多的血也是一灘死血。

當歸能夠讓血流動起來，這一點非常妙。所以血虛又有瘀血的人特別適合用當歸，比如月經量少、有血塊、面色暗沉的女性。

黃耆當歸湯如何補氣又補血？

氣血是對立統一的關係，相依相存，誰也離不開誰。氣為陽，血為陰，陰陽共存，孤陰不長，孤陽不生。氣為血之帥，血為氣之母。簡單地說就是氣領著血往前走，這就好比打仗的時候元帥一定要走在最前面一樣，但氣又是血生出來的，沒有血氣無所依附，就會成為無業遊民，到處亂竄，成為邪火，傷害身體。

所以補血必須要補氣，不然補進去的血沒有氣的統領也存在不了多久。同樣補氣必須要補血，不然沒有血的制約，氣就會亂竄，就會搗亂。

所以，氣血雙補是最好的方法。黃耆當歸湯就是氣血雙補的經典代表。《湯頭歌訣》[2]用一句話說出了黃耆當歸湯的奇妙之處：「當歸補血有奇功，歸少耆多力最雄。」

可見，這個方子裡黃耆的用量是要遠遠大於當歸的。那麼這個處方具體怎麼用呢？

黃耆三十克、當歸六克。這是一天的量，最好早上喝。

什麼人不適合黃耆當歸湯呢？感冒的人、孕婦、有實熱的人。

如果你不太喜歡喝藥，則可以把這兩味藥材與烏骨雞一起燉，做成一道非常美味又養生的藥膳，而且特別適合坐月子的媽媽喝。

下面簡單總結一下氣血虛的人的表現。

1. 蹲下一分鐘再站起來會眼前發黑，直覺天旋地轉，嚴重者會暈倒在地。

2. 頭暈，頭痛，是那種隱隱作痛的痛。腦子恍恍惚惚的，不想動，一想要做事就覺得很累，還容易忘事情，經常忘記親朋好友或者某個明星的名字。

3. 眼睛不好使，看東西模模糊糊的，看久了眼睛就會發乾發澀。

4. 面色無華，蒼白如雪，像久病初癒的病人。

5. 嘴唇、舌頭、指甲都會發白。

6. 特別容易疲勞，原本興致勃勃的你才逛了不到半條街，東西還沒買齊就不得不停下來或者打道回府，因為你雙腿不聽使喚了，多走一步的力氣都沒了。

7. 總是莫名其妙的心慌心悸，突然聽到電話鈴聲心臟會猛地跳一下，或者有人悄無聲息地來到你身後，回頭看見時會嚇得不要不要的。

2 清代汪昂撰，書中選錄中醫常用藥方三百餘方，以七言歌訣的形式表現。

8. 夏天怕熱冬天又怕冷。

9. 你晚上總是睡不好，睡眠很淺，容易驚醒，稍微有一點響動就醒了，夢還特別多。

10. 被醫院診斷為低血壓、貧血的人。

11. 坐月子的女人。

12. 外傷傷口遲遲不癒合的人。

13. 月經量少得可憐的人，閉經的人。

4

中醫教你讀懂女性

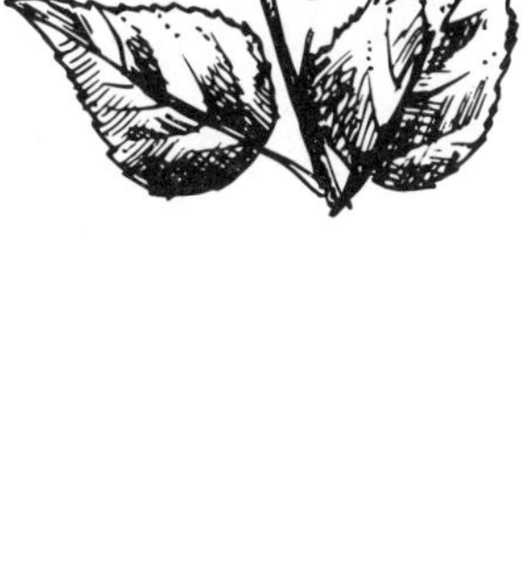

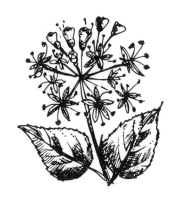

一、女人一生最應該注意的四個階段

經期、孕期、月子期、更年期，是女人一生中最應該保養的四個階段。

「男人好難，做人好難」有歌詞這樣唱道，但是我想說「女人更難」，不說別的，單從生理上女人吃的苦就要比男人多得多，每個月都有月經，每個月都要擔心月經正不正常，月經好不容易正常了，這邊白帶又出問題了。女人會懷孕，會生孩子，生完孩子還要坐月子，要帶孩子，哪一件不是繁重辛苦的任務？最後，還有更年期，身體一系列的症狀讓人應接不暇……

女人最應該好好保養的第一個時期：經期。

月經估計是女人這一輩子最大的煩惱，心頭上的痛。

月經來了，女人通常會很煩，不懂女人的男人或者不愛女人的男人會更煩。女人本來就已經很煩了，見男人更煩，於是自己會煩上加煩，瞬間覺得這個世界把自己遺棄了，世界一片黑暗，整個人都不好了。

於是可憐的女人在這個時候會特別委屈、特別難過，會出現種種情志異常，要嘛煩躁不安，要嘛動不動就跟人發火吵架，要嘛一個人嘮叨個沒完沒了，要嘛就抑鬱寡歡。

月經來的時候，女人的身體狀況是血虛於下，氣浮於上，氣有餘便是火。平常就血虛的女人或者肝氣不舒的女人就會出現情志異常。

此時，懂得愛自己的女人要深刻地意識到這是正常的生理反應，不要著急，你應該給自己泡一杯玫瑰花茶或者吃一點中成藥逍遙丸，做一些讓自己開心的事情，學會轉移並釋放自己的負面情緒。此時，愛女人的男人不要跟女人吵架，更不要跟女人吵架吵到一半摔門而去，你可以什麼都不做，只要一個微笑或者一個擁抱再或者就是安靜地傾聽女人的嘮叨。

經期的情志異常不過是小問題，更多女人擔憂的是月經不來、月經推遲、月經有很多血塊、痛經、月經量大量少等。

與月經有關的種種問題讓女人一度以為，來月經就是一件倒楣的事情。在此，再次奉勸大家一句，千萬不要這麼認為，來月經不是一件倒楣的事，而是一件幸運的事，因為這是上蒼賜給女人獨有的一月一次的排毒機會，一月一次的身體大掃除的機會。身上的很多垃圾，包括各種痰濁、瘀血，甚至一個月積累下來的負面情緒都可以通過月經排出去！所以，很多女人在一次酣暢淋漓的月經結束後，心情如飛一般，身輕如燕，覺得整個世界都那麼美好。

所以，不管月經調不調，只要來了，你就應該慶幸。你知道男人為什麼會得痛風而女人卻很少得嗎？正是月經幫了你們，把身體的污濁清掃了出去。

月經不調的原因有很多，但是女人一定要明白這樣一個中醫道理——決定你月經正常與否的原因只有兩個：一個就是氣血，一個就是經脈。如果你氣血不足，那麼你的月經就會量少、推遲或者閉經。如果你氣血充盈，但經絡和血脈不通，月經想來也來不了，因為堵死了，就好比水渠堵住了，水流不到稻田裡面一樣。

所以，女人一定要在抽屜裡準備這兩個中成藥——烏雞白鳳丸和逍遙丸。烏雞白鳳丸解決你的氣血問題，逍遙丸解決你的經脈問題。

有人問：那月經提前呢？月經為什麼會提前呢？是因為你的氣血太多了嗎？是因為你的經絡太通暢了嗎？都不是。氣血永遠不嫌多，經脈也永遠不嫌通暢，愈通暢愈好。月經提前的一個原因是血不安分了，血躁動了，血妄行了。為什麼血不安分了？因為你陰虛內熱，讓血太熱了，讓血沸騰了，所以血待不住了。這種血熱導致的月經先期通常伴有各種熱症，比如大便乾結、口苦、心煩、乳房脹痛等等，且此時月經的血是鮮紅色的。

這種血熱導致的月經先期用什麼藥呢？月經先期片。

還有一種月經提前是氣虛導致的，氣為血之帥，沒有了氣的統帥，血就等於群龍無首，血不知道何去何從，所以就急不可耐地提前到來，原本想給你一個驚喜，不料卻給了你一個驚嚇。氣不攝血，因為是虛證，所以此時的月經是淡紅色的，並無熱症。這個時候可以用中成藥女金膠囊。當然你也可以用黃耆泡茶喝。

親愛的女人，如果你想你的月經正常，以下事情是月經期間不能做的：熬夜、生氣、拼命地工作；不是調理月經的藥最好不要吃；不要用冷水洗頭，洗完頭不擦乾；不要喝各種冷飲、吃各種辛辣刺激的食物。

女人應該好好保養的第二個時期：孕期。

身懷六甲，是女人這一輩子最應該好好保養的時期，因為這關係到兩條生命的安危，無論是母親受傷還是胎兒受傷，對女人來說都是一個沉重的打擊。

最容易動胎氣、導致滑胎的時期是懷孕最開始的三個月，這三個月孕婦一定要格外小心，不要做劇烈運動，不要生氣，不要同房，不要懷著僥倖心理提重物。在吃的方面更要注意，因為胎氣需要固住，所以那些偏性大的食物（過寒、過熱、過酸、過苦、氣味過重等等）、活血化瘀的食物、理氣破氣的食物都不要吃，除非迫不得已，藥能不吃就不吃。

濕氣重的水果不要吃太多，不然生下來的寶寶容易得濕疹；想吃辣的也只能吃微辣，不然生下來的寶寶會有胎毒[3]。酸兒辣女，這是毫無道理的，不要為了生女兒，一個勁兒地吃辣。孕婦通常愛吃酸，因為肝血不足了，都供應給胎兒了。酸入肝，酸味的食物可以補肝血，但也要有個限度。

孕婦飲食的一個原則就是多吃性味平和的食物，不寒也不熱，比如五穀。不要盲目地吃太多，不要以肚子裡還有一個孩子為理由胡吃海塞，要知道你吃進的食物必須通過你脾胃的消化才能化成氣血，如果你吃進去沒有消化，胎兒同樣得不到營養。你的身體會告訴你到底該吃多少。要時刻聆聽身體發出的聲音，而不是他人喋喋不休、自以為是的勸說。

不要挑食，不要吃太多補品，什麼都要吃一點。

挺過了最關鍵的前三個月，接下來就進入孕婦容易生病的中間三個月。最常見的就是妊娠嘔吐了，幾乎所有的孕婦都有過。別急，這是因為孕婦坐胎，氣血都聚集在下面，氣血不流暢的原因，所以就會產生熱，再加之吃得多、吃得好，熱就更多了。火性上炎，下面又堵著，這個熱自然就會從上面走，所以會出現嘔吐。

這個時候喝點陳皮竹茹水就可以了，一個陳皮分成四分之一，竹茹六克，泡茶喝，陳皮理氣又不破氣，竹茹清熱，能夠緩解妊娠嘔吐。

如果熱還是很重，那就用點黃芩，不過還是建議飲食清淡一點，讓身體自己去調節。

如果孕婦感冒了怎麼辦？如果感冒不嚴重，可以用食療的方法，按照風熱、風寒感冒處理。如果感冒嚴重，發高熱，該吃藥的還得吃藥。感冒後期咳嗽可以用甘草陳皮茶調理。

到了最後三個月，孕婦可能會有些水腫、高血壓。別慌，這也是妊娠期的正常反應。水腫就喝點赤小豆鯉魚湯，既可以利水又補充營養。

好啦，經過你的精心呵護，十個月如彈指一揮間就過去了，寶寶要來到這個世界啦。

女人最應該好好保養的第三個時期：月子期。

寶寶降臨，女人喜極而泣，但是還不能完全放鬆，接下來的一個重要任務

3 妊娠時期孕婦會有的皮膚過敏症狀，皮膚會長疹子或紅斑、尿液顏色變黃，也會出現脹氣或便秘等症狀。反映在嬰兒身上，則會有皮膚過敏、高燒、尿液偏黃、便秘、心包膜炎等症狀。

就是好好坐月子，月子坐不好會得一身的病。

女人產後就等於生了一場大病，不同的是產後心情是愉悅的，生病心情是痛苦的。生病了要怎麼做？我們看「病」這個字是怎麼寫的，就是一個人靠在一張床上，所以病了就要好好休息，不折騰，不逞能。

女人產後身體處於氣血極度虧虛的狀態，此時當務之急就是要好好溫補氣血，中醫有產前宜涼、產後宜溫的說法。補氣血怎麼補？是不是把所有的補品買來就萬事大吉了？當然不是。需要慢慢來，需要一個循序漸進的過程。當我們身體極度虛弱的時候，大補、猛補、峻補是不行的，因為正在恢復的脾胃根本吃不消，你補進去的可能是垃圾。

這個時候最滋養、最心疼女人的小米山藥粥登場了，小米粥被稱為代參湯，坐月子必喝的一碗粥。

等脾胃恢復之後，就可以進補一些比較滋膩的補品了，為您推薦一道藥膳：黃耆當歸烏雞湯。黃耆三十克、當歸五克與烏骨雞一起燉湯，氣血雙補，能夠讓坐月子的你快速恢復體力，元氣滿滿。

對了，坐月子期間最忌諱的就是受寒，因為此時身體正氣最弱，虛賊邪風最容易乘虛而入，所以此時切忌貪涼。冷氣、風扇能不吹就不要吹，實在受不了，一定要注意，不要讓這個風對著自己吹。很多女子坐月子時不注意，導致一身的風寒濕病痛。

女人最應該好好保養的第四個時期：更年期。

女人的更年期是四十五～五十五歲，其中五十歲上下是女人更年期的高峰期，這個時候更年期症狀表現尤為突出。

每個人都有老的時候，人老珠黃是女人最不願意面對的事情，但是我們必須要接受這個現實。更年期就是提醒你，你老了，不要再折騰了，要好好頤養天年了。更年期，我們的身體會進行重新組合，目的是為安然無恙地度過老年而做好充分準備。

女人更年期最明顯的一個變化就是月經出現各種各樣的問題，月經先期或者後錯或者量少等等，到了五十歲左右可能就會閉經了，不是偶爾閉經，是永遠的閉經，或者叫作絕經。這意味著什麼呢？意味著女人不能生育了，意味著女人的氣血不足了。先要保五臟，只好犧牲月經。

《黃帝內經》說：女子七七四十九就會天癸竭，天癸就是月經。

在陰血不足的情況下，女人就會出現一系列更年期的症狀，最典型的就是心情不爽，見誰都煩，總想發火，動不動就出汗，老是失眠，一宿一宿睡不著，有的還會出現血壓、血糖高的症狀。也有一些人性格會發生改變，比如以前內向文靜的突然變得外向喜歡熱鬧了，參加各種娛樂活動，廣場舞常常有她的影子。

面對這一系列的問題，親愛的女人，不要慌，不要認為這是病，這不過是你身體的一種自我調節、自我換檔，從以前的加速換成現在的勻速、慢速。

更年期的女人一定要意識到一點，所有的症狀都是陰虛不足造成的，所以要養血滋陰，有一個中成藥叫坤寶丸，可以用用，能夠幫助緩解更年期的不良症狀。

千萬別以為自己血壓高了就吃降壓藥，這一吃就是一輩子，你不吃，身體自己會調節，調節好了，血壓自會正常。

不想吃藥的，也可以用下面這個食療方調理，這個食療方是張仲景專門為更年期的女性打造的，它就是甘麥大棗湯：浮小麥三十克、甘草八克、大棗六枚，可以泡茶喝，也可以煮水喝。

這個方子可以養血養心，對更年期出現的一系列的心煩不得眠、血壓忽高忽低、喜怒無常、盜汗有很好的調理作用。浮小麥就是把麥子扔進水裡能夠浮上來的那部分，沉下去的叫小麥。浮小麥是乾癟的，小麥本來就是入心的，浮小麥更有一股輕浮之力，所以能夠把心經裡面的虛熱透發出來，這樣你就不會心煩睡不著了。甘草是補中益氣的，還可以清熱。大棗是健脾、養心脾之血的，血足了就不會陰虛血熱了。

更年期時陰會不足，所以那些傷陰的食物就不要吃了，比如喜歡吃辣的人一定要收斂一下了。

孔子說：五十知天命，人到了五十一切都要看淡了，能夠想開的早想開了，想不開的也要放下了。不要跟自己較勁，要順其自然，每個階段有每個階段的任務，別跟年輕人比。現在流行一種說法，愈老愈要活出年輕樣，年輕人去熬夜唱歌她也去，年輕人登山高空彈跳她也去，年輕人參加馬拉松她也去。這是不對的，你可以擁有年輕的心態，但絕不能效仿年輕人的行為。

所以，更年期最好的生活狀態就是，隨心所欲不逾矩。

二、惹不起的子宮肌瘤

子宮，一個神聖的地方。曾經我們每一個人都在裡面待過，它是愛的港灣，我們住在裡面衣食無憂，這是我們住過的最豪華的宮殿。無論外面颳風下雨，裡面永遠溫暖如春，我們每一分每一秒都可以聆聽到媽媽愛的聲音。

然而，現在女人的子宮變了，曾經是一片綠洲，現在卻不斷湧現大小不一的沙地；曾經是一片肥沃的稻田，現在土地已經荒蕪乾涸；曾經永遠如春天般溫暖，現在裡面一片寒涼，不再有春天，只有漫長的冬天，永遠也過不完的冬天。

文小叔有一個朋友，最開始的時候有子宮肌瘤，她去切除了，兩年後子宮肌瘤又長出來了，她又去切了。三年後，再一次長出來的不再是子宮肌瘤，而是子宮頸癌。萬般無奈之下，她忍痛割愛，拿掉了子宮。

手術後，男朋友從人間蒸發了。她明白，至少生兒育女這個女人一生最重要的任務她再也無法完成，即使男朋友不提分手，她也會主動提出分手。

腎主生殖，子宮屬腎管，子宮拿掉後腎氣大傷，腎陽是一身之陽的根本，最明顯的表現是她的陽氣非常弱，特別怕冷。

晚上睡覺必須要蓋三條以上的被子，小腹永遠是冰涼的，吃任何溫補的食物，都不會上火，即使在炎熱的夏天也要過著寒冬一樣的生活。

文小叔講出這個故事是想告訴女性朋友，對於子宮肌瘤，不要簡單粗暴地一刀切。因為切掉以後，造成子宮肌瘤的原因並沒有解除，就好比你割掉了木頭上的蘑菇，它還會長出來。

如果子宮肌瘤捲土重來，就會比上一次勢頭更猛，長得更快更大。

子宮肌瘤就好比海上的一座孤島，這座孤島失去了與外界的聯繫，為什麼會形成這座孤島？總結了一下，大概有以下幾種原因。

生氣生出來的。經常生氣的人，尤其是喜歡生悶氣的人，容易氣滯，氣滯就會血瘀。子宮在人體的下部，是一個相對封閉的環境，這些瘀血最容易在子宮裡面安營紮寨。瘀血慢慢長大，就會形成子宮肌瘤。這種類型的子宮肌瘤往往還伴隨著乳腺增生。

吃出來的。吃寒涼的食物，比如寒涼的水果、寒涼的牛奶、寒涼的冰淇淋等。陽化氣，陰成形。子宮肌瘤就是陰成形的結果，是一種陰實證。寒則收引，寒則凝滯，凝滯則不通，不通就會痛。這種類型的子宮肌瘤往往伴隨著痛經、小腹發涼，這樣的人喜歡用暖水袋敷著。

穿出來的。穿露臍裝、露腰裝。這種要美不要溫度的著裝是最不應該的！肚臍屬於要穴，是神明出入的通道，叫神闕穴。神闕穴外露，會使虛賊邪風進入，使寒氣大量聚集在身體裡面，子宮就是這些寒氣的大本營，最終會導致子宮肌瘤。

知道了子宮肌瘤形成的原因，接下來我們一起討論怎麼治療。治療的中心思想就是活血化瘀、軟堅散結。子宮肌瘤就是氣血瘀滯形成的一個結塊，我們需要把瘀血化掉，把這個結散開。

張仲景給出了專門治療子宮肌瘤的方子，即桂枝茯苓丸。

內容很簡單，就五味藥：桂枝、茯苓、桃仁、芍藥、牡丹皮。

張仲景說這個方子是治療癥病的，癥就是小腹有結塊、有積聚，表現出來的症狀就是腹脹滿痛。那我們來看看這個方子是怎麼治療子宮肌瘤的。

先看桂枝。桂枝我們都很熟悉了，張仲景最善於用桂枝，那為什麼要在這裡用桂枝呢？在很多人的印象中，桂枝是用來解表散寒的，用在這裡起什麼作用呢？前面說過子宮肌瘤本質上是陰成形的結果，那麼陰成形就需要陽氣來化掉。陽化氣靠的就是桂枝。桂枝是氣化藥，走表、走肌肉、走大循環系統，加強身體的陽氣，加強身體的氣化功能，同時還能強壯心陽，心臟強大了，血脈才會更加通暢，血脈通暢了，瘀血才會被化掉。

再看茯苓，為什麼要用茯苓呢？茯苓不是祛濕的嗎？子宮肌瘤雖然是瘀血導致的，但難免會夾雜痰濕，這種痰濕瘀滯也會阻塞氣血的運行。所以用茯苓來把身體的濕邪慢慢滲掉。

子宮肌瘤不是要活血化瘀嗎？活血化瘀靠什麼呢？這裡有桃仁、牡丹皮來幫忙。桃仁是化瘀血的高手，著名的桃紅四物湯裡面用的就是桃仁。牡丹皮既可以化瘀，又可以涼血，因為瘀血會產生熱，用牡丹皮稍稍涼一下血剛剛好。

最後一個芍藥。芍藥可以引血下行，把氣血引到子宮，去攻擊子宮肌瘤。另外，芍藥還有緩急止痛的作用。很多有子宮肌瘤的人月經來的時候會腹痛，這個時候芍藥就可以發揮作用。

這個藥比較緩慢、平和，不傷正氣。如果你肝氣不舒，氣滯血瘀，經常生氣，還有乳腺增生、乳房脹痛，建議用桂枝茯苓丸的同時服用逍遙丸。如果你有因受寒引起的子宮肌瘤，小腹總是發涼，痛經，建議服用桂枝茯苓丸的同時，服用艾附暖宮丸或者艾灸關元穴。

既然是活血化瘀、軟堅散結，桂枝茯苓丸就不單單用於治療子宮肌瘤，如多卵巢綜合症、下肢靜脈曲張、前列腺增生也可以參考服用。

最後提醒大家，藥再怎麼好都是治標，治本還得靠自己，也就是你需要把導致子宮肌瘤的那些壞習慣改掉。

三、宮寒——現代女人的痛

其實，中醫並沒有宮寒的說法，這只是老百姓約定成俗的說法。宮寒並不是說子宮或者卵巢的溫度很低，而是說子宮的狀態像冬天一樣萬物凋零、毫無生機，這樣的狀態下女人怎麼可以孕育一個新的生命呢？

如果你有以下症狀，宮寒可能找上你了

宮寒的女人嘴唇顏色很暗，甚至發青發紫。

宮寒的女人手腳冰涼，全身怕冷，尤其是小肚子怕冷，摸上去總是冰涼冰涼的，總喜歡用熱水袋敷一下，感覺很舒服。

宮寒的女人會經常腹瀉，稍微吃點生冷寒涼，受點風，就會拉肚子。

宮寒的女人會經常痛經，這種痛經可不是一般的痛，痛得在床上打滾。

宮寒的女人月經不調，通常會推後，甚至閉經，月經量少，有大量的血塊。

宮寒的女人白帶增多，且清澈如水。

宮寒的女人經常腰膝酸軟，稍微彎一下腰就受不了，而且腰膝總覺得涼颼颼的，尿頻，小便清長。

宮寒的危害是什麼？

第一也是最大的危害是不孕。這對於一個還沒有生育的女人來說是一輩子的痛。宮寒還會導致子宮肌瘤、子宮內膜增厚、卵巢囊腫、輸卵管堵塞、習慣性流產、胎停、宮頸炎、盆腔炎等。第二，宮寒會讓一個女人紅顏過早衰老，花樣年華如白駒過隙，接下來的是女人最怕的又無比漫長的人老珠黃時期。

為什麼這個時代的女性宮寒的很多？

因為她們過食寒涼的水果，把牛奶當水喝，經常吃雪糕、喝冷飲。穿過於暴露的服裝，露肚臍，讓寒邪如過無人之境長驅直入子宮。露腰，腰為腎之府，直接傷害命門之火，命門之火是藏在腎裡面的真陽，是一身陽氣的根本，腎又主生殖，腎陽傷了，自然會宮寒。冷氣、冰箱的普及又給女人的子宮增加了更多受寒的機會。

那麼，如何破解女人的宮寒？如何讓女人的子宮從萬物凋零的冬天變成欣欣向榮的春天？

推薦艾附暖宮丸，成分組成：艾葉、香附、吳茱萸、肉桂、當歸、川芎、白芍、地黃、黃耆、續斷。

首先我們要明白，為什麼女人同樣的年齡，有的人容易宮寒，有的人卻不容易宮寒？

那是因為每個人的正氣不同。「正氣內存，邪不可干」、「邪之所湊，其氣必虛。」宮寒就是子宮裡面的正氣虛了，子宮是血海，需要大量的氣血滋養。所以這個方子首先考慮的是要養血，以四物湯打底，這四物湯就是：當歸、川芎、白芍、地黃。

面對不孕不育，男人一定要養精，女人一定要養血，何況女人的子宮是血海，只有氣血充盈，子宮才會煥發生機。可以想像，如果子宮沒有大量的氣血，即便懷孕了，也不能養好胎兒。

四物湯把血補足了，還得補氣，氣血是相互依存的，氣為血之帥，血為氣之母。要想血活起來，必須要靠氣的推動。補氣，自然少不了黃耆。黃耆加上四物湯就可以氣血雙補。

子宮又歸腎所管，腎主生殖，腎氣虛了也容易宮寒，所以在養血的同時還要加強腎氣，強壯腎陽。什麼藥可擔此重任呢？肉桂與續斷挺身而出。肉桂是治療腎陽虛的第一要藥，可以強壯命門之火，引火歸元。著名的中成藥桂附地黃丸，如果沒有了肉桂，這個方子身價就會一落千丈。

還有續斷，續斷也是補腎陽的，可以強壯腰腎，對腎虛導致的腰痛有很好的效果。續斷還有一個特殊的本領，就是把斷了的月經續上，所以叫續斷。由此可見，續斷對閉經是有療效的。

扶正以後，我們就要攻邪，即袪除子宮內的寒邪。於是，艾葉不負眾望，隆重登場。艾葉屬於純陽之物，像宮寒這種純陰之病，自然需要艾葉這種純陽之物來攻克。

艾葉可以溫經通絡，通行人體十二條經絡，把經絡打通之後，艾葉的火性就會流遍全身，直達子宮，使千里冰封、萬里雪飄的子宮陽光普照、冰雪消融、春暖花開、生機盎然。這也就是每個女人最期待的子宮狀態。

有了艾葉，血得溫則行，通過四物湯補進去的血就會順暢得運行起來。

當然，因為宮寒的程度太嚴重了，艾葉難免有點孤掌難鳴，於是叫來吳茱萸幫忙。吳茱萸是一位驅寒的大將，可以暖肝腎，同樣也可以引火歸元，比如用吳茱萸粉敷腳心就可以治療口腔潰瘍。吳茱萸暖五臟，最暖肝，肝經寒凝導致的疝氣，它最拿手。張仲景有一個著名的方子叫吳茱萸湯，就可以治療肝經寒凝導致的疝氣。

最後，香附行氣止痛。宮寒的女人都會痛經，這個香附剛好可以解決這個問題。再加上艾葉溫經通絡，痛經就會望風而逃。痛則不通，通則不痛，血遇寒則凝，凝則不通，香附行氣，氣行則血行，血行則通，通則不痛。

這就是艾附暖宮丸，女人子宮的守護神。可以養血、補氣、補肝、補腎、暖宮、調經。

不過，對於這個藥，最好的服用方法是用黃酒送服，用黃酒送服可以使艾附暖宮丸的作用事半功倍。所有暖宮調經、活血化瘀的藥用黃酒送服最佳，因為黃酒是開路先鋒，是藥引子，可以迅速把藥效帶到身體需要的地方。

四、「大姨媽」你能安分點嗎？

關於月經這件事，《黃帝內經》說得很清楚：女子以七為單位，二七十四歲的時候，天癸至，衝任二脈也通了，月經就來了。其實，月經就是女子腎氣充盈、氣血充盈的結果。

一提到月經，不僅男性會皺眉頭，連女性自己也皺眉頭。要是月經正常也就罷了，如果出點亂子，比如月經來了之後長痘痘、肚子痛、沒有食欲，或者有血塊，或者該來的時候不來、不該來的時候偏來，比如外出旅行在火車上的時候、在教室考試的時候，或者月經姍姍來遲，淋漓不盡、遲遲不走等等，總之那叫一個苦不堪言。

其實，月經真有那麼不堪嗎？我們前面已經說過，月經是給你身體進行的一個月一次的大掃除，幫你排毒的最佳途徑。

女性的生命發展規律是跟著月亮走的，以陰為主。月有圓缺。沒有來月經的時候，就相當於月亮又圓又亮又大，她會覺得這個世界特別美好，一切都很順心。而當來月經的時候，就相當於月亮缺了好大一塊，她會覺得世界好黑暗。

當然上面這只是個比喻，從身體上來說，女性這個時候的血是往下走的，而氣卻沒有往下走，是往上浮的。本來氣血相當，非常和睦，一下子血少了那麼多，氣就有餘，氣有餘便是火。所以這個時候就會上火，會生氣煩躁，為什麼有的女性一來月經就長痘痘，就是這個理。

當然並非所有的女性都會如此，先天腎氣非常好的人即使月經來了也不會亂發脾氣，因為她沉得住氣。

對於如何緩解月經期間上火的症狀，我們也給出調理方法。平常要注意調肝養血，女子以肝為先天、以血為先天，養肝養血是女人一輩子的事情。血足了，氣就不會到處亂竄了。

肝又是藏血的地方。月經期間可以按摩太衝穴，拍打膽經，或者可以吃點逍遙丸，泡點枸杞菊花茶等，都可以清肝火。

緩解經期情緒紊亂的中成藥推薦逍遙丸。如果上火的症狀重，可以用加味逍遙丸。

月經來了情緒不穩定，至少我們還可以去抑制，但更讓女性煩惱的是，月經該來的時候不來了，這叫閉經。閉經是有一定條件的，就是說正常女子半年不來月經才叫閉經。

為什麼會出現閉經呢？滿足月經準時來的兩大條件：一個是氣血充足，一個就是經絡通暢，這裡的經絡主要是衝任二脈。

打個比方吧，如果把月經比作溝渠裡面的水，請問，水突然沒了是哪裡出了問題呢？

不外乎兩個原因：一個是源頭沒有水了，源頭沒水就等於身體氣血虛了，嚴重不足了，身體為了保證五臟六腑氣血的供應，自然會停止月經。另外一個就是溝渠堵住了，上面有水下不來，這等於身體的經絡堵住了，血下不來。

氣血不足，我們更要好好養脾胃，可以喝小米山藥粥。好好補血，可以喝四物湯。

下面介紹幾種調經方。

月經提前、量大——清經散

方藥：牡丹皮九克、地骨皮十五克、白芍九克（酒炒）、大熟地九克（九蒸）、青蒿六克、白茯苓三克、黃檗一．五克（鹽水浸炒）。

功能：養陰清熱，涼血調經。

主治：腎中水虧火旺，陽盛血熱，經行先期量多者。經期提前，量多，色紫紅，質稠，可伴有心胸煩悶，渴喜冷飲，大便燥結，小便短赤，面色紅赤，舌紅，苔黃，脈滑數。

月經提前、量少——兩地湯

方藥：大生地三十克（酒炒）、玄參三十克、白芍藥十五克（酒炒）、麥冬肉十五克、地骨皮九克、阿膠九克。

主治：腎水不足，虛熱內熾，月經先期，量少色紅，質稠黏，伴有潮熱、盜汗，咽乾口燥，舌紅苔少，脈細數無力。

月經後期——溫經攝血湯

方藥：大熟地三十克（九蒸）、白芍三十克（酒炒）、川芎十五克（酒炒）、白朮五克（土炒），柴胡一．五克、五味子〇．九克、續斷三克、肉桂一．五克（去粗皮，研末）。

主治：治婦人肝腎虛寒，經行後期、量多。

月經無定期——定經湯

方藥：菟絲子三十克（酒炒）、白芍三十克（酒炒）、當歸三十克（酒洗）、大熟地十五克（九蒸）、山藥十五克、白茯苓九克、芥穗六克（炒黑）、柴胡十五克。

功能：疏肝補腎，養血調經。

主治：肝腎氣鬱，經來斷續，或前或後，行而不暢，有塊，色正常，少腹脹痛，或乳房脹痛連及兩脅（脅為腋下至肋骨下緣）。

五、傅青主留給女人的……

婦科第一人是誰？明末清初的醫家傅青主是也！

像傅青主這樣的奇男子，世間少有，他是一個傳說，一座難以逾越的大山。他到底有多厲害，後世有一句評價是這樣說的：「劍不如字，字不如詩，詩不如畫，畫不如醫，醫不如人」。

正話反說，這是古人讚美一個人的習慣。這句話的意思是說，傅青主這個人，才高八斗，樣樣精通。他精通劍術，動盪亂世，他仗劍天涯，俠骨柔腸。但是他的劍術不如他的書法，他筆走龍蛇，龍飛鳳舞。但是他的書法不如他的繪畫，妙手丹青，令人嘆為觀止。但是他的繪畫不如他的醫術，妙手回春，藥到病除。但是他的醫術不如他的人品，他醫者仁心，大醫精誠。

好的中醫就是一所全科醫院，傅青主自然不例外，但是傅青主特別善於調理婦科疾病，在婦科領域精耕細作，獨樹一幟，至今後人無法超載。要知道古代的醫者有這樣的一個通病：寧治十男子不治一婦人。

意思是說，婦科病比較麻煩，不僅生理上麻煩，情志上更是麻煩，所以女人的病很難治，寧願治療十個男人，也不願意治療一個女人。可是，女人的麻煩不是女人的錯，是老天的安排，女人的麻煩反而是女人的不容易。傅青主看到了這一點，於是挺身而出。

（一）傅青主為白帶異常的女性開的處方

正常的白帶是無色無味的，對女人的私處是一種保護與潤滑。當白帶出現增多，顏色發生改變時，就屬於病理性的白帶了。

第一種白帶異常是這樣子的：白帶顏色很白，像流出來的白鼻涕一樣，有時候又像唾液一樣，嚴重者會像乳汁一樣，且臭味難聞。

傅青主認為這種白帶是脾虛導致的，脾虛不運化，就會濕邪氾濫，脾氣不足，白帶就固攝不住，就源源不斷地流下來。

對這種白帶傅青主認為祛濕是其次，最主要的是健脾補脾，他給出的處方叫完帶湯：炒白朮三十克、炒山藥三十克、黨參六克、白芍十五克（酒炒）、車前子九克（酒炒）、蒼朮九克（制）[4]，陳皮十五克、黑芥穗十五克、甘草三克、柴胡十八克。

這個方子重用白朮、山藥，一個健脾，加強脾胃的氣化功能，一個直接補脾，如此脾的陰陽就解決了。黨參補氣，把中氣往上提，這樣白帶就不會老往下走了。白芍可以柔肝，柴胡疏肝，肝好了，就不會出現肝木克脾土了。再來一點車前子直接走下焦，清熱利濕，把多餘的廢水以小便的形式排出去。

傅青主對這個處方自信滿滿，事實證明，好多女人服用這個完帶湯後治好了自己的白帶異常。只不過後世有些醫家隨意更改傅青主的方子，認為白朮、山藥用得太多了，結果就減少了山藥、白朮的用量，效果大打折扣。

第二種白帶異常很多女人都有或者曾經有過：這種白帶顏色是黃綠色的，像豆腐渣一樣，有一股腥味。

這種黃顏色的白帶又是什麼原因造成的呢？是濕熱下注造成的。黃，意味著熱，白帶多，意味著濕氣重。夏天的河水很黃，因為夏天炎熱；冬天的河水很清澈，因為冬天寒冷。再比如小便發黃，也是有熱了，提示你要喝點水了。

4 用洗米水浸泡，再蒸到黑色。

對於這種白帶，要清熱利濕，傅青主給出的方子叫易黃湯：炒山藥三十克、炒芡實三十克、黃檗六克（鹽水炒）、車前子三克（酒炒）、白果十枚。同樣重用山藥來補脾，因為脾是濕氣的來源。芡實補腎，加強腎的固澀[5]能力，用在這裡直接止住過多的白帶。那清熱利濕用什麼呢？用黃檗和車前子。這兩味藥可是清理下焦濕熱的高手，黃檗與蒼朮合在一起就是二妙丸，專門用來治療濕熱下注導致的疾病。

易黃湯，這個名字取得很好，很容易記住，也很容易理解，顧名思義，就是改變白帶的顏色，讓發黃的白帶回到正常的無色無味狀態。

第三種白帶異常不多見：白帶的顏色是青色的，嚴重者像碧綠碧綠的湖水一樣，很臭，很黏稠，像米糊一樣。

這種青顏色的白帶又是什麼原因造成的呢？

白帶多表明有濕氣，這個道理已經深入人心，但青色的白帶是哪裡有濕呢？青色入肝，所以肝經濕熱是造成青色白帶的原因。肝氣不舒或者經常喝酒的女人容易出現肝經濕熱。

對青色白帶的治療，傅青主給出的方子叫加減逍遙散：茯苓十五克、白朮十五克（酒炒）、甘草十五克、柴胡三克、茵陳九克、陳皮三克、梔子九克

（炒）。

逍遙散，大家可能比較熟悉，婦科第一藥，調經第一藥，養肝第一藥，可以疏肝氣、補肝血、清肝熱。肝氣一舒展，肝就會幹活，就會刮起一陣柔柔的春風，春風一吹，濕氣自然就沒了。

傅青主在這裡把逍遙丸補肝血的成分去掉，保留了清肝疏肝的成分，又加入白朮與茯苓健脾祛濕，一升一降，從源頭上杜絕濕邪，再加入專門清理肝膽濕熱的茵陳和少量梳理肝氣的陳皮，可謂妙哉。

第四種白帶異常少見，比較嚇人，一般人見了會嚇得六神無主，以為身體出大問題了。這種白帶顏色是紅的，但又不是血。

這種紅顏色的白帶又是什麼原因造成的呢？

紅意味著火，說明身體裡面有火，肝裡面有火。所以當務之急就是要把肝裡面的火泄掉。傅青主毫不猶豫地給出了這個方子，叫清肝止淋湯：白芍三十克（醋炒）、當歸三十克（酒洗）、生地黃十五克（酒炒）、阿膠九克（白麵炒）、牡丹皮九克、黃檗六克、牛膝六克、香附三克（酒炒），大棗十枚、黑豆三十克。

這個方子有點猛，放眼望去，全是入肝的藥。

肝為什麼會火大呢？因為肝血不足，肝陰虧虛了，陰不足陽有餘就是火。所以要趕緊補肝血、滋肝陰，重用當歸、白芍。當歸直接補肝血，白芍可以柔肝，安撫肝這個性子暴躁的將軍，讓他不要著急。

肝腎同源，肝陰虧虛的根本原因是腎陰虧虛，於是用生地黃、阿膠來滋補腎陰。

扶正完畢後要祛邪，肝火怎麼撲滅呢？用牡丹皮和黃檗，再來點引藥，用牛膝、香附把藥性往下引。

因為紅色白帶提示病情稍微有些嚴重，所以傅青主特別交代，這個方子要服用十劑。

第五種白帶異常更少見了，而且更嚇人，黑色的白帶，顏色黑得像黑豆漿一樣，並發出濃濃的腥臭味。

這種極其罕見的黑色白帶是什麼原因造成的呢？黑，到底意味著什麼？

我們大家都知道，柴火燒焦了會變黑，飯燒糊了會變黑，菜燒糊了也會變黑。所以，熱到極致就會變黑。當你舌苔發黑時，就意味著你身體裡面已經是火燒火燎了。

黑，熱之極也。有這種黑色白帶的人還會伴隨著小便短赤、刺痛，而且胃火特別大，特別口渴，還必須要喝涼水。

這種黑色白帶必須要用猛藥，傅青主開出的處方叫利火湯：大黃九克、炒白朮十五克、茯苓六克、車前子九克（酒炒）、王不留行六克、黃連九克、炒梔子六克、知母六克、石膏十五克（煅）[6]、劉寄奴九克。

第一眼就看見了大黃，清熱瀉下藥中當之無愧的猛將，走而不守，健步如飛，把身體裡面的熱邪一股腦兒通過大便的形式排出去，絕不停留。單單一味大黃還不夠，又叫來黃連、梔子、知母、石膏來幫忙，都是清熱去火的藥。這些苦寒之藥齊心協力，把身上的熊熊大火撲滅掉。

傅青主囑咐，這個處方服用六劑差不多就好了。

（二）傅青主為月經提前、推後、錯亂的女性開出的處方

傅青主在調理月經方面不走尋常路，獨樹一幟，貢獻出了好多名方、驗

6 等同灰化，針對金屬礦物或固體物質的加熱過程。

方。據說，現在很多婦科名醫都是在用傅青主的方子為女性治病。

第一個問題為月經提前，我們把月經提前一周以上叫作月經提前，如果你僅僅提前兩三天，那不用擔心，屬於正常現象。

月經提前分兩種情況，第一種月經提前，不僅時間提前，量還很大，像突然而來的洪水一樣嚇人。而且可能還伴隨著以下症狀：便秘比較嚴重，是那種熱秘，大便乾結；不喜歡喝熱水，看見涼水就忍不住喝；這種人身體比較結實，面紅耳赤，性格有點像女漢子；小便發黃，短小，甚至發紅。以上表現都說明身體中的熱象比較嚴重了。

傅青主思考了很久，也觀察了很多這樣的患者，終於得出一個結論：這是腎中水火都過於旺盛引起的，而多數醫家認為這僅僅是血熱引發的。什麼叫腎中水火呢？水屬陰，火屬陽，腎中水火就是腎陰腎陽的意思。

也就是說，傅青主認為腎陰腎陽都超出了正常值才會導致這種月經提前。怎麼理解這個概念呢？比如正常人腎陽是五分，腎陰也是五分，陰陽平衡。現在腎陽七分，腎陰六分，都超出了正常值，於是就出現了水火都多的狀況。火太旺則血熱，水太旺則血多。

好了，弄清楚了原因，傅青主開出了方子，他開出的方子叫清經散：牡丹皮九克、地骨皮十五克、白芍九克（酒炒）、大熟地九克（九蒸）、青蒿六克、白茯苓三克、黃檗十五克（鹽水浸炒）。

不是火太旺嗎？那我就用牡丹皮、地骨皮、白芍來滅火涼血。不是水太多嗎？那我就用白茯苓、黃檗來開閘洩洪，然後順帶用熟地滋陰補腎，加強正氣。

以上是月經提前的第一種情況。第二種情況也是月經提前，但是月經量很少，同時還伴隨著一些陰虛的症狀，比如五心煩熱，即兩個手心、兩個腳心和一個心臟。同時還伴有失眠多夢、入睡困難、盜汗、低熱等。

這個就是典型的陰虛內熱了，因為陰不足，陽多了就會躁動，一躁動月經就提前來了。所以需要滋補腎陰。傅青主給出的方子是兩地湯：大生地三十克（酒炒）、玄參三十克、白芍藥十五克（酒炒）、麥冬肉十五克、地骨皮九克、阿膠九克。

現在我們來解決第二個問題，月經推後的問題。同樣，我們把月經推後七天以上才叫月經推後。

對於月經推後，我們多數人認為是血虛導致的，因為血少了，運行緩慢了，自然就來得慢。這就好比一條溝渠水少了自然流得慢，到你家田地自然就會推後了。女子以血為先天，十個女人至少有九個處於血虛的狀態，還有一個正走在血虛的途中。所以，女人補血是一輩子的事。

但是，傅青主思路更開闊，他認為月經推後絕不僅僅是血虛，還有血寒，也就是說血中陽氣不足，無法推動血的運行，血得溫則行，遇寒則凝。血脈中陽氣不足，寒氣太盛，自然血流動就很緩慢，所以才緊趕慢趕，但還是心有餘而力不足，只能姍姍來遲。

所以，對於月經推後，不僅要補血，而且要補陽氣，如果不補陽氣只補血，後果會更嚴重。

基於以上全面認識，傅青主開出了溫經攝血湯：熟地黃三十克（九蒸）、白芍三十克（酒炒）、川芎十五克（酒炒）、白朮十五克（土炒）、柴胡一·五克、五味子〇·九克、續斷三克、肉桂一·五克（去粗皮，研末）。

溫經攝血湯，顧名思義，就是先讓你的經絡和血脈溫暖起來，然後再補血。這個處方用補血第一方四物湯中的熟地黃、白芍、川芎來補血、活血化瘀。然後用白朮來健脾、來溫脾，用柴胡疏肝，讓肝經經絡暢通，再用續斷把斷了的月經續上，最後用肉桂溫陽。

傅青主說這個處方只要用上三天就會見到效果了，如果氣虛可以加點人參，三十五克即可。

最後一個問題，月經毫無規律，一會兒準時，一會兒提前，一會兒推後，跟躲貓貓一樣，你根本摸不著它的脾氣。

中醫認為這是肝出現了問題。身體氣機紊亂一般都是肝的問題，肝主一身氣機。比如有的人大便也毫無規律，一會兒準時，一會兒又不來，一會兒拉稀，一會兒便秘，一會兒一天三次，一會兒一天一次，這也是肝出現了問題。還有的人一會兒食欲旺盛，一會兒茶飯不思，這也是肝出現了問題。

月經錯亂無期的人很典型的表現就是，假如這個月事事順利，心情不錯，月經就如期而至，下個月悶悶不樂，鬱鬱寡歡，月經就遲遲不來，望穿秋水也不見它的影子，再下個月動不動發火，月經突然而來，打你個措手不及。

這種情況，傅青主認為是肝氣鬱結造成的，要想讓你的月經定期而來，必須要調肝、養肝、疏肝，他開出的處方是定經湯：菟絲子三十克（酒炒）、白芍三十克（酒炒）、當歸三十克（酒洗）、大熟地十五克（九蒸）、山藥十五克、白茯苓九克、芥穗六克（炒黑）、柴胡十五克。

這個方子重用柴胡來疏肝理氣，用白芍柔肝，用當歸來補肝血。肝的問題解決了，再來解決腎的問題，肝腎同源，腎屬水，肝屬木，水生木，腎是肝的媽媽，兒子不好，必然會累及媽媽。肝不好必然會拖累腎。腎水是月經的來源，所以用熟地黃、菟絲子來補腎。最後用白朮、茯苓來健脾補脾。脾胃是氣血生化之源，脾胃好了，氣血才會源源不斷地造出血來，只有氣血足了，月經才得以準時。

六、女性健康殺手——乳腺增生

乳腺增生、乳腺結節、乳腺纖維瘤、乳腺癌等，雖然病名不同，但實際上是一種病，只是程度不同而已，中醫統稱為「乳癖」。

很多女人一旦被檢查出來得了乳腺增生，就開始陷入惶惶不可終日當中，其實絕大多數乳腺增生都是良性的，不會演變為腫瘤，可是多愁善感的女人們總愛胡思亂想，一天到晚擔心會不會得乳腺癌。結果，心態的問題，還真的使不該有的疾病發展成了現實。

乳腺增生到底該怎麼調理？或許這是每個女人最迫切想知道的答案，在瞭解這個答案之前我們必須先弄清楚一個問題，這就是「你為什麼會得乳腺增生」。

如果你仔細觀察，你會發現經常生氣的人容易得乳腺增生，尤其是生悶氣的人更容易得乳腺增生。

文小叔有一位親戚，因為長得比較漂亮，從小就心高氣傲。在公司生同事的氣，認為同事才華與能力都不如她，待遇卻比她好；生上頭的氣，認為上頭不識人，這麼好的千里馬就在眼皮子底下不重用，偏偏重用一些沒有能力的人；在家裡，生丈夫的氣，說丈夫太窩囊了，不中用，嫁給他倒了八輩子楣，一朵鮮花插在牛糞上；生公公婆婆的氣，認為公公婆婆頑固、偏心，什麼都向著兒子；生孩子的氣，認為自己為孩子操碎了心，孩子怎麼這麼不聽話，學習成績一塌糊塗，還動不動惹是生非。

後來，她發現自己乳房經常脹痛，於是去醫院檢查，得了乳腺增生。可是她並沒有改變自己生氣的習慣，繼續生氣，再後來她得了乳腺癌……

中醫認為，導致乳腺增生的罪魁禍首是鬱怒傷肝。乳房是肝經經過的地方，每一次生氣，怒則氣上，這些邪氣就會衝到乳房這個地方，鬱結在這裡，愈積愈多，最後發展成乳腺增生或者結節或者腫瘤。每生一次氣都是對乳房的一次傷害。

其實每個女人都知道生氣不好，但是由於生理的原因，總是控制不住自己。比如來月經的時候，更年期的時候，血虛於下，氣浮於上，氣有餘便是火。

雖說生理原因是主要原因，但說到底女人生氣還是想不開、放不下、看不透。

如果你仔細觀察，一天到晚想太多、經常胡思亂想的女人容易得乳腺增生。

文小叔有一個朋友乳腺癌早期做了切除手術。與她交往的過程中，文小叔發現她是一個特別焦慮的女人，特別喜歡胡思亂想，芝麻大點的小事被她想成天塌了一樣。

比如，上司稍微一個不耐煩的眼神她會想半天：「我哪裡做錯了？上司對我有看法了？是不是要扣我獎金了？是不是要炒我魷魚了？」

比如，丈夫不接她電話，她也會想半天：「他怎麼了？怎麼不接電話？這麼久也不回一個？是不是出事了？是不是不在乎我了？」

手術之後，她每天都會想乳腺癌會不會復發，癌細胞會不會轉移到另外一個乳房，乳房稍稍有點不適，她就迫不及待地打電話給小叔，要嘛就是發一大堆資訊，最後免不了說這樣的話：「我到底該怎麼辦？救救我吧」。

文小叔說，世上沒有救世主，真正能夠救你的只有你自己，如果你不從根本上改變自己，復發是遲早的事。

為什麼胡思亂想的人容易得乳腺增生呢？因為思傷脾，乳房又是脾胃兩條經絡經過的地方，乳房是否豐滿、是否氣血暢通與脾胃的好壞有直接的關係。中醫認為思則氣結，想太多，胡思亂想就會讓這個氣打結，氣要流動，就像流水一樣，如果是不流動的水很快就會腐臭。氣結在那裡，不流動，氣滯就會血瘀，氣血過不來，這個地方成了孤島，沒有氣血的滋養，就會形成結節、增生、囊腫、肌瘤。

如果你仔細觀察，所謂的女強人更容易患上乳腺增生。

為什麼女強人容易得乳腺增生呢？因為她們比較爭強好勝，不服輸，心高氣傲，不服氣，什麼都要一爭高低，什麼都要力爭上游，胸中的那一股氣總是下不來、散不開，就堵在胸部，慢慢形成氣結。

其實，金無足赤，人無完人，什麼都要爭第一是不現實的，做好自己的事就好，該放下的還是得放下。一個人的能力終究是有限的，該認輸的還是得認輸，承認自己這方面確實不行不是一件丟臉的事。

綜上所述，乳腺增生的兩大原因：一個是鬱怒傷肝，一個是思慮傷脾，思則氣結。其中最根本的原因是肝鬱氣滯，肝鬱就會導致脾虛，因為肝氣得不到舒展、升發，所以就會橫在那裡，剋伐脾土，讓脾氣也得不到伸展。

七、濕熱下注引起的黴菌性陰道炎

濕熱下注引起的黴菌性陰道炎，最典型的症狀就是外陰瘙癢難耐，有時外陰會紅腫，且分泌物會增多。對於治療這種陰道炎，醫生一般會讓你做各種檢查，然後開一些外陰沖洗劑和膏類藥，同時還會讓你服用抗生素。這樣的一個就醫過程，能夠使你對自己的身體和疾病有個瞭解嗎？你能很清晰地知道自己以後該怎麼做嗎？我相信更多的人還是處於迷茫的狀態。所以我們需要從身體的內部去分析導致症狀的原因，然後有針對性地採取治標又治本的方法。下面先給大家擺出一個方子，名叫二妙丸。

二妙丸的成分組成：蒼朮和黃檗。

第一，二妙丸在調理濕熱這件事上既可以治標又可以治本。

很多藥調理濕熱僅僅治標，比如龍膽瀉肝丸、加味香連丸、三仁湯、紅豆薏米湯等。

我們知道濕氣有一個特點，那就是濕性下沉，濕氣容易往下走，走到腰部，走到膝蓋，走到腳底板。所以我們要用擅長走下焦、藥性往下走的藥來清熱利濕。二妙丸裡的黃檗走而不守，藥性一路往下，把濕熱趕跑。黃檗又苦又寒，苦能燥濕，寒能清熱。

下焦的濕熱是沒有了，但僅僅是暫時性沒有，這是治標，治本就要徹底斬斷濕氣的來源，不然這邊在祛濕，那邊在源源不斷地產生濕氣，白白浪費精力。濕氣的源頭在哪？在我們的中焦，中焦就是我們的脾胃。

大家一定要記住：脾胃是濕氣的來源，脾胃不好，濕氣就會源源不斷地產生濕氣。這就好比如果我們不植樹造林，水土就總會不斷流失一樣。

所以我們要健脾。脾一旦健運起來，濕氣就會被運化掉，這裡用到的就是蒼朮。

蒼朮，健脾祛濕，有一股雄厚的香味，我們知道，脾最喜歡香味了，香味可以醒脾，可以叫醒被濕氣困住的脾胃。脾胃一旦被叫醒，就不再懶洋洋，就會精神抖擻，就會做自己該做的事情。

濕熱，到底是祛濕為主還是清熱為主？有人說應該兩個同步。不對。濕氣久了就會化熱，所以要徹底解決濕熱，必須要徹底解決濕氣。所以蒼朮是治本，徹底解決脾胃問題，祛除濕氣，而黃檗治標，解決熱。

第二，二妙丸可以寒熱並調。

很多女人非常煩惱，說自己一方面下焦濕熱，有各種婦科炎症，但是中焦脾胃又虛寒，用清理濕熱的藥又怕傷了脾胃，用溫中健脾的藥又怕加重下焦的濕熱，不知道該怎麼辦，左右為難。

這時候用二妙丸就比較合適了，因為二妙丸既可以溫中健脾，又可以清熱利濕。蒼朮溫中健脾，是溫熱藥，不會傷了陽氣和脾胃，黃檗是苦寒藥，因為有了黃檗，蒼朮不會加重下焦的濕熱，兩者合用，互相制約，作用明顯。

第三，二妙丸有升有降。

中醫認為：「出入廢則神機化滅，升降息則氣立孤危。」（《黃帝內經·素問·六微旨大論》）意思是說，我們人體的氣機必須要有升有降，如果只有升沒有降，或者只有降沒有升都是不行的，因為升降不統一，氣機就會陷入危險的境地。

具體來說，我們的肝氣、腎氣、脾氣要升，膽氣、胃氣、肺氣、小腸大腸之氣都要降。蒼朮，可以氣化中焦，讓脾氣升起來，脾氣升起來就會激發清陽之氣；黃檗苦寒，苦寒的藥都是破氣、降氣的，可以讓胃腸之氣往下降，只有胃腸之氣下降，身體的濕濁之氣才會往下走。

第四，二妙丸有補有泄。

攻邪的藥用得太多會耗傷正氣，苦寒的黃檗就是如此，如果單獨用來救急治標可以，長期用黃檗調理身體絕對不行。不過有了蒼朮就沒有後顧之憂了，黃檗洩氣、破氣、耗氣，蒼朮可以提氣、補氣。當然，如果氣虛厲害的話可以加入黃耆。

二妙丸尤其適用婦科炎症，比如濕熱導致的盆腔炎、附件炎、陰道炎、宮頸炎、膀胱炎、尿道炎、白帶發黃等，當然男科疾病也可以調理，比如急性前列腺炎、陰囊濕疹等。某些皮膚病人如濕疹、蕁麻疹等也可以試用。

如果你的舌苔厚厚的，又發黃，小便不利，特別黃，還有刺痛，又有上述症狀的話就可以服用二妙丸。提醒大家，如果本藥用上七天一點效果都沒有，便可以停止了或者去醫生那諮詢具體情況。

5

中醫教你讀懂身體的四季

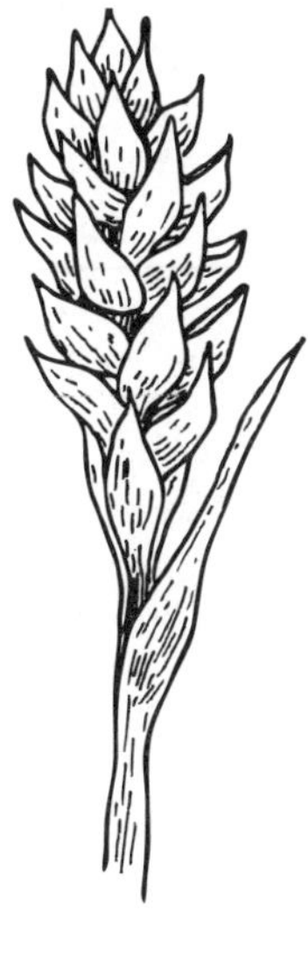

一、春色滿園關不住，萬物生發最時節

（一）春天請你一定把這件事做好

春捂秋凍，老百姓都知道這句話，古往今來幾乎所有的老中醫都強調，春天開始時要捂著一點。但是，為什麼要春捂？春捂的中醫原理是什麼？捂哪裡？捂到什麼時候？哪些人特別需要捂？哪些人需要小心著捂？看到這些問題，你是不是又有些迷茫了？

首先，我們來分析一下春捂的主要原因。

《黃帝內經》中的兩句話：「春生」和「春夏養陽」。

春天是萬物生發的季節，河水都解凍了，草兒都發芽了，柳葉也返青了，迎春花開得正歡，蟄伏了一個冬天的動物也開始蠢蠢欲動了，這一切都是生發之象。所以，人作為大自然中的一員，也要順應春天的這種生發特性，好好養這種生發特性，而不是扼殺其生發之性。

春夏養陽。很多不懂中醫的人不明白，春夏陽氣這麼旺盛，為何還要養陽呢？反而覺得應該養陰才對。

如果你不明白，夏天的時候你去大山找一個山洞或者去黃土高坡找一個窯洞，進去看看，去感覺一下裡面的涼爽你就知道了。夏天的山洞或者窯洞就好比我們的五臟六腑，相對於體表，是一片寒涼之象。這是因為夏天的時候我們身體的陽氣全集中到了體表，此時五臟六腑中的陽氣就會虧虛，所以我們就需要養陽。春捂，就是為了養春天的生發之性，就是為了養陽。

春天的時候，萬物都在生發，我們身體裡面的氣血也要生發，藏了一個冬天了，也要出來透透氣了，去哪呢？當然去我們的體表。所以春天是一個氣血從五臟六腑往體表走的季節，從裡往外走，這就是生發。這種生發是一個緩慢且循序漸講的過程，不是一下子就走完的。

此時，春捂就可以幫助我們身體的氣血慢慢往外生發，春捂會使我們的毛孔處於微微張開的狀態。如果你減少衣物，體表感到寒涼，毛孔馬上就閉合，一閉合氣血就不會往外走，即氣血剛剛生發到一半就被你生生打回去了。

好了，明白了春捂的來源，下面我們就要解決捂哪裡的問題。

首先要捂肩膀。現在有很多女孩喜歡穿露肩膀的衣服，這是很不妥的，以後很有可能會得肩周炎。

其次要捂腰，腰為腎之府，尤其是女性朋友，本來陽氣就弱，再不保護好腰，以後肯定是命門火衰，即腎陽虛，出現宮寒，還有可能導致不孕。

肚臍一定要捂著。肚臍可是連接先天與後天的通道，即神闕穴，各種虛賊邪風最容易從這裡進入身體。小孩子不怕冷，但是我們也要給他穿一個肚兜，肚兜就是為了遮肚臍的。

再者，膝蓋也是重點保護對象。現在有一個很奇怪的現象，大街小巷到處都是穿著短裙或者超短牛仔褲的女孩，甚至連絲襪都不穿。膝蓋是關節所在，關節間有縫隙，最容易被風寒濕所侵襲。一旦風寒濕進入了膝蓋，你想把它搜刮出來真的太難了，以後找上你的可能就是關節炎。

古人對膝蓋很重視，席地而坐的時候，都會用手掌心的勞宮穴去溫煦膝蓋，因為膝蓋太需要保護了，只有薄薄的一層皮，沒有肉，除了皮就是骨頭。

最後，腳踝也要捂住。近兩年很流行露腳踝的穿衣方式，如果你本身並不覺得冷，那還可以接受，但是詢問很多女孩冷不冷的時候，她們都說「冷啊」，原來這種穿法只是為了一時的時尚，根本得不償失。

總的來說，春捂要捂下半身，因為寒從腳底起。現在很多上熱下寒的人，最需要捂下半身，偏偏捂上半身，上面捂得嚴嚴實實的，下面單薄得很。

春捂一般捂到什麼時候呢？

根據當地的氣候來決定，捂到全面開春，春寒過了，氣候穩定了就可以了。有一種在穿衣服上慢半拍的人挺好的，他們總是秋天秋褲遲遲不穿，比別人慢一個月，春天脫秋褲遲遲不脫，比別人慢一個月，剛好符合春捂秋凍的養生之道。

哪些人最需要捂？

陽虛體質的人，怕冷的人，覺得全身骨節痠痛的人。

有一種人需要小心著捂，那就是小孩子，因為小孩子是純陽之體，「要想小兒安，三分饑與寒」。捂的時候一定要摸摸孩子的後背，如果老是出汗說明捂得太過了，會捂出病來的，特別容易感冒。

（二）請不要在春天做這七件事

第一件事：不要動不動就多吃補肝的食物。

有人會問，春天不是養肝的大好季節嗎？怎麼還不能吃補肝的食物了？

是的，春天是養肝的最佳季節，但是養肝不等於補肝！

中醫有一句話叫作「脾常不足，肝常有餘」，雖然是針對小孩子的，但這個特點一直在延續。既然肝常有餘，那就不要輕易去補它，尤其是肝實的人更不要去補。中醫還有一句話，「肝宜泄不宜補，腎宜補不宜泄」。肝以疏泄為主，腎以藏精為主。

春天是肝氣最旺盛的時候，這時再吃補肝的食物等於旺上加旺，就會出現肝木克脾土的現象，這時候反而應該適當吃一點甘味的食物，抑制過度生發的肝氣。這叫知肝傳脾，即知道肝不好的時候，趕緊先把脾胃護住了。

那春天怎麼養肝呢？春天養肝的重點在於疏肝，讓肝氣舒展、條達起來，在此基礎上再適當吃點補肝的食物是可以的。

如果你肝氣不舒，吃補肝的食物越多你的肝氣越不舒，這就好比你咳嗽有很多痰的時候愈吃潤肺的食物痰愈多一樣。

所以，《黃帝內經》告訴我們，春天應該適當多吃一點甘味的食物，少吃一點酸味的食物。

第二件事：不要穿過緊的衣服，不要穿得太單薄。

為什麼不能穿過緊的衣服？因為春天要生發啊，春天人體的氣血要從五臟六腑往外走了，走到體表，你把自己捂得緊緊的，穿得密不透風，把毛孔堵得死死的，整個人一副被束縛的狀態，氣血怎麼生發得起來？

春天要穿寬鬆一點的衣褲，如雲的秀髮也要輕輕地垂下來，在庭院裡沐浴著柔和的晨光緩慢地踱著步子，《黃帝內經》把這叫作「披髮緩行」，一種放鬆、美好的狀態。

第三件事：莫生氣。

一年四季都不要生氣，春天更不要生氣，因為春天重點在養肝，生氣是最傷肝的。

生一次氣就等於身體發生了一次連環撞車事故，等於五臟六腑發生了一次大地震，一生氣整個氣機就亂了，不僅僅是傷肝。生氣首當其衝損害的是肝，肝不好，腎也不會好，因為肝腎同源；肝氣不舒又會使脾胃受到牽連，因為肝木克脾土；肝火旺又會導致心火旺，然後肝火心火一起來欺負肺，這叫木火刑金。

你看，生一次氣把五臟六腑都傷了。所以中醫說，氣為百病之源，而肝臟又是氣機的總管。

不要生自己的氣，也不要生別人的氣。春天要多多獎賞別人、鼓勵別人、讚美別人，即使要算帳也要等待秋後啊，古人在春天絕對不會算帳的，也不會對犯人進行處罰。《黃帝內經》把這叫作「予而勿奪，賞而勿罰」。

這裡提醒大家，莫生氣的意思不是讓大家把氣憋在心裡，而是自己學會調整，將氣轉化出去。

第四件事：不要鬱鬱寡歡、悶悶不樂。

春天是萬物欣欣向榮的季節，要順應春天這種生發之性，凡事想開一點。每一天都是嶄新的一天，每一個日出都是那麼美好，請多給自己的思想留一點空白。

開心點，不要抑鬱，肝最怕抑鬱，你一抑鬱肝氣就生發不起來，肝氣生發不起來陽氣也就生發不起來，人就沒精神。

春天是抑鬱症大爆發的季節，很多抑鬱症的人看見萬紫千紅的景象反而徒增自己的憂鬱，一切都是那麼美好唯獨自己形單影隻，孤芳自賞，事業愛情都不順。

第五件事：不要殺生。

這裡的殺生不是佛教所說的殺害生命，而是泛指一切不利於春天生發的行為。

既然春天要生發，我們就要順從這種生發，不要阻礙這種生發，比如小草要發芽，你就不要把它掩埋，樹要長葉子就不要把它摘掉，看見一朵美麗的花不要去當採花大盜。

再比如小孩子是長身體的時候，對應的季節正是春天，那麼就不要扼殺孩子的生機，不要給他過多的壓力，順其自然，讓孩子自由成長，家長只要稍微引導即可，給孩子一個歡樂的童年勝過一切。

再比如你的親朋好友有一個想法或者計畫告訴你的時候，你要多多鼓勵，不要馬上反駁或者打擊他。

春天是播種的季節，是希望，是生命的開始，不要打壓希望，不要壓抑生機。

第六件事：不要熬夜。

春天生發的不僅是陽氣，也有潛伏在我們身體裡面的一些宿疾，以及最不安分、最喜歡到外面的世界去看看的虛火。

此時熬夜，虛火馬上就會冒出來，你的下巴可能會長痘痘，喉嚨會乾癢，會咳嗽，會口腔潰瘍……

熬夜最傷肝。因為我們的黃金睡眠也就四個小時，就是晚上十一點到凌晨三點，而很多人熬夜恰恰就把這四個小時的黃金睡眠時間熬過去了。

熬夜的人皺紋特別多，也容易早衰。很多人喜歡吃各種補品，其實還不如好好睡一覺來得實在，睡眠是第一大補。成年人需要八個小時的睡眠，小孩子需要十二個小時，老年人至少要把四個小時的黃金睡眠時間睡足了，這四個小時睡好了，即使半夜醒來也沒有多大關係。

第七件事：莫辜負大好春光，莫當宅男宅女。

秋天、冬天窩在屋子裡大門不出二門不邁也就罷了，春天就不要當宅男宅女啦。二月二龍抬頭，三月三蛇出洞，冰消雪融，春暖花開，柳枝迎風起舞，燕子呢喃，蟄伏了一個冬天的動物紛紛走出陰霾，來到廣闊的天地，沐浴著溫暖的陽光，舒展著四肢，作為萬物靈長的人類更應該不甘落後才對，走出自己的小屋子，與大自然來一次親密接觸。

是的，春天最應該做的一件事就是遠足、戶外踏青。約三五好友，或者一家老少，一路談笑風生或哼著曲子，走到郊外，走到田野，走到山林，走到溪邊，與每一朵花微笑，與每一棵樹擁抱，與每一棵草耳語，深深地呼吸，拋開所有的煩惱，與萬物融為一體。而你，就是大自然最與眾不同的最美的存在。

（三）為什麼會「春困」

文小叔曾經讀宋朝才子的詩歌，記得有一句「金地夜寒消美酒，玉人春困倚東風」[7]。看來這個春困從古至今就有啊。春風十里，萬物復甦，如果因為春困而消磨了春光豈不是大煞風景？大家都知道春困，卻不知道為何會春困。為什麼沒有夏困、沒有秋困、沒有冬困，偏偏只有春困呢？

困，倦怠也，說白了就是精神不好，想睡覺。春困尤其發生在吃完午飯後。躺在椅子上，院子裡的桃紅綠柳也無心欣賞，一會就春夢連連，重者還打起呼嚕來了。這是為何呢？有兩個方面的原因。

一是我們的身體順應大自然，藏了一個冬天的氣血要開始蠢蠢欲動，要從五臟六腑出來呼吸一下新鮮空氣，如此我們體內的氣血就會相對較弱。我們知道，一個人精氣神足不足就要看五臟六腑的氣血足不足，足就精神抖擻，不足就無精打采。

春天，我們的氣血走到外面來了，五臟六腑的氣血相對不足，身體自然會犯睏。

7 出自北宋曾鞏《錢塘上元夜祥符寺陪咨臣郎中文燕席》。

二是春季肝木生發，肝氣非常旺盛，肝木會對脾土有一定的克制。而脾胃有升清降濁的功能，如果脾胃受到克制，清陽不升，濁陰不降，人自然會睏。這樣一來為何吃了飯後更加容易春困就好解釋了，因為吃完飯後身體的氣血會集中在脾胃來消化食物，其他五臟六腑包括腦的氣血肯定不足，所以就會犯睏。就算不是春天，很多脾胃不好的人在吃完飯後總是什麼都不想做，就想在沙發上躺著，不是他懶惰，而是他身體真的很睏，本能地需要休息。

春困的原因我們已經有所瞭解，下面就給大家推薦幾種應對春困的方法。

既然睏，首先要做的就是保證充足的睡眠。《黃帝內經》講，春三月要夜臥早起。意思是說可以稍微晚一點睡，早一點起來。但睡覺有一個前提，無論夜臥還是早臥，睡覺最遲不超過晚上十一點。春天是養肝的季節，晚上十一點剛好是膽經當令，此時入睡對肝臟的保養有著舉足輕重的作用。

其次要好好保養我們的脾胃。脾好的人春天不會睏，健脾可是我們一生的養生課題。健脾就要好好吃飯，好好吃主食，好好吃五穀。

最後我們通過食療來緩解春困，比如春天多吃一點甘味的食物，以抑制過盛的肝氣。此外還可以喝點生發陽氣的茶，比如黃耆茶、薑茶等。

來一杯升陽祛濕茶。

可加強脾胃升清降濁功能、調理脾胃的藥很多，有的提振脾陽，有的降胃氣，還有一種藥食同源的食材，兼有升清降濁的功能，那就是荷葉。荷葉有一股讓你神清氣爽的芳香，脾喜歡香的東西，芳香醒脾，所以荷葉能夠叫醒你慵懶倦怠的脾胃。荷葉一直泡在水裡不腐爛，說明荷葉有一個本事，那就是利水。所以，荷葉可以祛濕，把身體的濕邪通過小便的形式利出去。

如果你的肝氣不虛，也不鬱結，一杯簡簡單單的荷葉茶就可以搞定你的春困。然而，現在肝氣不舒的人很多，這個時候怎麼辦呢？在荷葉茶裡再加一點玫瑰花就好了。

所有的花都有一種生發之性，花是植物陽氣最旺盛的部位，永遠是怒放的，永遠是敞開懷抱擁抱你的，永遠是積極向上的，永遠是熱情的、欣欣向榮的。所以，花從來不抑鬱，正好可以破解鬱結的肝氣。而玫瑰花又是疏肝理氣不二之選，尤其是那些因為感情受挫而抑鬱的人，玫瑰花會給他提供最走心的幫助。

幾片青綠的荷葉，幾朵紅豔的玫瑰，打開你鬱結的肝氣，升發你的清陽，祛除的濕氣，養眼又養心，養肝又養脾，一杯入口，彷彿整個春天都喝進了身體裡。最後不能把甘草忘了。任何花茶都少不了甘草，它可是調和諸藥的國老啊，能夠讓荷葉與玫瑰花翩翩起舞、水乳交融，這樣才能夠讓藥效發揮得淋漓盡致。

（四）民以食為天——春天最適合吃的食物

春天最應該吃的食物是什麼？當然是有利於生發的食物。最有利於生發的食物有哪些？非春天的野菜莫屬。

春姑娘邁著輕盈的步伐，帶來的不僅僅是萬紫千紅的花朵，更有讓你垂涎三尺的山珍野菜。這些野菜又美味又養生，既能夠當食物又能夠當藥物。春天的野菜都有搜刮陳寒、排汗泄濁的作用，能把積壓在身體裡面一個冬天的各種毒素排出來。

文小叔精挑細選了四大野菜，姑且稱為「四大名野」。

第一大名野：魚腥草。她是野菜中的「女漢子」，天然抗生素，可以調理炎症。

魚腥草，又叫折耳根，性子不溫柔，風風火火，很潑辣，它身上有一股特別的味道，很濃郁，很刺鼻，與魚腥味相似，很多人受不了這種味道，無福消受，對它敬而遠之。

喜歡魚腥草的人呢，則愛得至極，寧可一日無肉，不可一日無魚腥草。如果受不了魚腥草這種味道，可以不吃它，但是一定要明白魚腥草的藥用價值。正是因為魚腥草這種獨特的氣味，它才能夠把很濃很濃的痰化掉。因為它有點寒涼，所以它能夠化熱痰，尤其是那種綠痰。

很多人感冒時，會有很多痰，扁桃體還會發炎、腫大，這個時候你與其去吃副作用非常大的抗生素，不如吃點魚腥草，它可是天然的抗生素啊。魚腥草對炎症的治療效果已經得到眾多人的驗證，不僅僅是扁桃體炎，整條消化道炎症它都可以調理，比如咽炎、食管炎、扁桃腺炎、肺炎、胃炎、腸炎、尿道炎、膀胱炎等等。

魚腥草怎麼吃呢？新鮮的買來放點醬油、醋涼拌著吃就可以。買不到新鮮的，就去藥店買乾品，一次用五十克左右，大火燒開，煮兩三分鐘就可以。不要煮久了，煮久了藥效會大打折扣。

第二大名野：馬齒莧。「酸酸甜甜就是我」，她是野菜中的小家碧玉，特別擅長清熱利濕。

馬齒莧這種野菜全國各地都有，你可能不認識它，但它卻認識你。你以為它在遙遠的天邊，其實它就在你的眼前，就在你的花盆裡。

相比味道濃郁的魚腥草，馬齒莧的味道要好多了，酸酸的。

馬齒莧還有一個特別的稱呼：五行草。為什麼叫五行草呢？因為它的葉子是青色的，青色入肝，對應的是木；它的花是黃色的，黃色入脾，對應的是土；它的梗是紅色的，紅色入心，對應的是火；它的根是白色的，白色入肺，對應的是金；它的種子是黑色的，黑色入腎，對應的是水。

可見，馬齒莧對五臟六腑都有好處，所以叫五行草，另外它還有一個美名：長壽草。

其實馬齒莧最大的作用是清熱利濕，濕熱導致的濕疹、蕁麻疹、腹瀉、白帶多發黃、尿道炎都可以調理。尤其是對濕熱下注導致的腹瀉、裡急後重、肛門灼熱、老百姓俗稱的痢疾特別有療效。

時不時用馬齒莧來清一清腸道的宿便是不錯的選擇，但是因為它的寒涼，不可多食。

第三大名野：薺菜。平平凡凡，她是野菜中的賢妻良母，對脾胃特別好。

薺菜沒有什麼特殊的味道，正如薺菜平和溫柔的性格，不溫不火、不急不躁、不寒不熱，就這樣默默地把你的脾胃給滋養了。薺菜是上得廳堂下得廚房的賢妻良母，正因為它的寡淡，才能吃出千滋百味，正因為它的平和，即使一周歲不到的小孩子也可以享受它的美味。

脾胃不好的人，想吃野菜，薺菜是首選。

另外，薺菜還有止血的作用，對於經常流鼻血的小孩子是不錯的選擇。薺菜對痰濕導致的高血壓也有好處，痰濕體質就是各種瘀堵，身體垃圾太多，比較胖，如果你是這樣的人，又有高血壓，又喜歡吃餃子的話，還猶豫什麼呢？先從薺菜餡餃子吃起。

第四大名野：蒲公英。她是野菜中的「灰姑娘」。

蒲公英出身很卑微，田間地頭，路邊水溝，到處都有她倔強的身影。

蒲公英開出白絨絨的花，吹啊吹啊，吹到哪裡就在哪裡落地生根，所以她的生命力很頑強，她不卑不亢，即使全世界的人都遺忘了她，她也能夠孤芳自賞，絕不自暴自棄。

蒲公英太不起眼了，路過她的人從不多看她一眼，甚至還會踐踏她，如果在花園、菜地裡除草，看見了蒲公英會馬上拔了，扔出老遠。

想到蒲公英，首先想到的是蒲公英是撲滅胃火的一等一的高手，被醫家稱為「瀉胃火之聖藥」。

文小叔有一個朋友，有一陣子胃火特別旺盛，老想吃東西，剛吃完飯沒多久就餓了。文小叔就讓他用蒲公英煮水喝。喝了一天胃火就降下來了。

想到蒲公英，文小叔第二想到的是，蒲公英是治療乳癰的良藥。哺乳期婦女可能會發生乳癰，乳房有腫塊，紅腫，排乳不暢，甚至化膿，疼痛難忍，這時用蒲公英就可以改善症狀。

蒲公英主要的作用就是清熱解毒，與金銀花、連翹類似。

蒲公英的好被愈來愈多的人發現，現代醫學家說蒲公英含有很多抗癌成分，一時間在朋友圈炸開了鍋。蒲公英被譽為「藥草皇后」。

除了上面的四種野菜，春天還應該吃點什麼有利於身體健康呢？

《黃帝內經》給出了兩大原則。

第一大原則是：春天要適當多吃點甘味的食物。

因為春天我們的肝氣很旺，容易克制脾土，而甘味的食物能夠健脾，所以可以吃些甘味的食物來緩和過旺的肝氣對脾胃的傷害。

甘味的食物對我們的身體有什麼好處呢？甘味的食物最大的功效就是健脾養胃、補中益氣、緩解疼痛，比如胃痛的時候喝點蜂蜜水就有幫助。另外，甘味的食物能夠調和諸藥，比如蜂蜜，很多成藥都有蜂蜜的影子，再比如甘草這味藥，很多藥方都離不開它。

甘味的食物有哪些？一般來說，黃顏色的食物都是甘味的食物，比如土豆、玉米、南瓜、小米等。

這裡必須要糾正一下大家對甘味食物理解的迷思。甘味的食物不單指甜味的食物，而且包括那些只有淡淡的味道甚至沒有什麼味道的食物。甘味的食物可以多吃，甜味或者說過甜的食物我們要適當少吃，比如白砂糖、各種甜品等。吃多了甜品不僅傷我們的脾胃，讓身體產生大量的濕氣，還會對腎造成傷害。因為脾胃屬土，腎屬水，土克水。最典型的例子就是小孩子吃糖吃多了容易長蛀牙。

關於春天怎麼吃，《黃帝內經》給出的第二大原則是，要適當少吃一些酸味的食物。

為什麼這樣說呢？因為肝屬木，春天屬木，酸味的食物也屬木。中醫最講究的就是中庸中和之道，在肝木之氣已經很旺盛的情況下再多吃屬木的酸味食物豈不是旺上加旺？另外，酸味的食物主收斂，與春天養生發之氣不符。

順應春天欣欣向榮的生發之氣，我們應該多吃一些有利於陽氣生發的食物，除了野菜，還有哪些食物具有生發之性呢？

比如孫思邈在《備急千金要方》裡說，二三月應多食韭。除了韭菜，還有豆芽、香菜、香蔥、蒜苗等，吃這些食物對人體春季陽氣生發很有好處。

看到這裡大家應該明白了，春天中國老百姓為什麼要吃春餅、春捲了吧，因為春捲、春餅裡麵包的就是韭菜、豆芽之類的生發之物。你還真別小看了民間流傳下來的習俗和諺語，裡面蘊含了很大的養生之道。

春天是養肝的最佳季節，此時應該多吃一些養肝護肝的食物，比如眼睛不好的可以吃點豬肝湯。春天很多人會失眠多夢，這是肝陰不足導致的，可以喝點枸杞菊花茶。

春天很多人還會莫名其妙地抑鬱，這是肝氣不舒導致的，可以喝三花解憂茶，即月季花、玫瑰花、茉莉花放在一起泡茶喝，加點蜂蜜，另外，此茶對臉上的黃褐斑也有調理功效。

二、小扇引微涼，悠悠夏日長

（一）夏天請你不要做這些事

第一件事：吃冰鎮的東西。

有的人可能百思不得其解，冬天冷喝熱水，夏天熱喝冰水，這不是陰陽平衡嗎？陰陽平衡沒錯，可你看到的是表面的陰陽平衡，更深層次的陰陽平衡沒有看見。做任何事都要分清主次，要統籌兼顧，更要抓住主要矛盾，所以相對於皮膚腠理[8]，五臟六腑更為重要。夏天我們的氣血全浮在體表，五臟六腑卻是一片陰涼，此時就應該用溫熱的東西去溫暖它，而不是用冰鎮的東西讓它雪上加霜。

所以，夏天最好不要吃冰鎮西瓜、喝冰鎮飲料，冰棒、冰淇淋儘量少吃。

8 肌肉紋理。

多喝溫水、喝薑棗茶。如果貪涼吃了冰鎮的食物導致胃痛拉肚子怎麼辦？那就喝點薑棗茶或者藿香正氣水。

第二件事：毫無節制地吹冷氣。

時下，家家戶戶都有冷氣，夏天吹冷氣吹出來的病愈來愈多。有人夏天晚上吹冷氣，早上醒來就覺得頭重頭疼，這也是一種中暑，在太陽底下曬中的是陽暑，這種是陰暑。以前，老百姓很少有中陰暑的，因為沒有冷氣，現在很少有中陽暑的，因為有了冷氣。在家有冷氣，車上有冷氣，上班的地方也有冷氣，一整個夏天過得像冬天一樣。而且這冷氣的風可不比自然風，那個冷真的是刺骨的，是虛賊邪風，最容易侵襲我們的身體。

所以，夏天熱有熱的道理，夏天就應該熱著過。如果硬要開冷氣，冷氣的風一定不能對著頭吹，晚上睡覺一定不能吹冷氣。不然，以後會落一身病，尤其是女人坐月子更不要吹冷氣。因為女人坐月子是身體正氣最虛的時候，邪之所湊，其氣必虛。現在很多女人有月子病，比如腰疼、膝蓋疼、頭疼等，而且很難治療和調理，所以不要等到我們後悔的時候再去明智。

第三件事：怕出汗，坐著不動。

動不動就出汗的人最討厭夏天了，不動則已，一動就大汗淋漓，還有的人出油汗，出黏汗，渾身濕漉漉、黏糊糊的，大為不爽。然而，適當地出出汗對人體是有好處的。

下面從中醫的角度說一下出汗的好處。大家都知道「貼秋膘」[9]這一說法，可這秋膘貼不貼得進去全在你夏天汗出得合不合適。夏天我們的毛孔張開，通過出汗的方式，把秋天、冬天收進來、藏進來的各種濕毒、寒毒、熱毒排出去，通俗地說就是把五臟六腑的垃圾全清理出去，只有這樣才能在即將到來的秋天、冬天收得進、藏得住。

再舉個例子幫助大家理解這一概念。比如說搬家，搬家之前你需要把新家全部打掃、清理一遍，不然新的傢俱進不來。養生如此，做人也是如此，有時候只有放空思想才有新的思潮湧現。

所以在夏天大家不要怕出汗，要適當運動，借助天地的陽氣幫助你排出身體的寒氣。文小叔最不願意看到的是，夏天不動不出汗，冬天該收藏的時候卻大清早起來去跑步，跑得大汗淋漓。該出汗的時候不出汗，不該出汗的時候卻出汗，這種違背自然規律的人身體遲早會有症狀。

9 意即秋天要進補，在立秋時要多吃一些肉類來補身體。

第四件事：貪涼，頻繁地洗澡。

中醫對洗澡是有講究的，冬天不可經常洗澡，一周洗一次就可以，夏天可以適當多洗澡，但也不可特別頻繁，一天一次即可，最多一天兩次。

這是為什麼呢？因為洗澡會帶走身體大量的氣血，為何有的人會在三溫暖休克？為何疲勞過度、空腹之人洗澡會暈倒？就是這個原因。另外，洗澡還會讓我們的皮膚變得乾燥，這一點大家都有體會。還有陽虛的人在夏天洗澡特別容易感冒，還有的人洗完澡、洗完頭髮不吹乾就睡覺，這可是大忌，因為濕氣與寒氣會慢慢侵入你的頭部，長此以往會造成頭痛、脫髮、頭油多等症狀。

因為天氣熱，很多人恨不能待在浴室裡不出來，有的人一天要沖涼十幾回，這都是太極端的做法，過猶不及。

第五件事：天氣太熱，睡不著，去吃宵夜。

吃宵夜這件事南方最盛行，尤其是在廣東，冬天也不例外，夏天更是如此。

白天懶洋洋的，在家裡一動不動，胃口也不好，到了晚上天氣涼爽了，約上三五好友，去熱食店裡吃麻辣燙、各種燒烤，再來一杯冰鎮的生啤，觥籌交錯，談笑風生，怎一個「爽」字了得？

此時此刻你是爽了，到時候各種各樣的疾病就會找上你。

吃宵夜的害處不用多說，吃宵夜連帶的結果就是熬夜，所以雙重損害的事最好少做。

第六件事：穿過分暴露的衣服。

冬天都知道保暖防寒，夏天有些人就大意了，此時寒邪就會趁機而入。有的女孩喜歡穿露臍裝，這可是大忌中的大忌，稍微有觀察力的人都知道，小孩子是純陽之體，什麼都不穿，也要給他穿一個肚兜，就是用來遮住肚臍的。

肚臍是神闕穴所在之地，是九竅之一，是溝通先天與後天的重要通道，風、寒、暑、濕、燥、火這些邪氣最容易通過肚臍進入身體。比如你一進入冷氣房，寒氣就會不知不覺地通過肚臍進入了身體。所以喜歡穿露臍裝的女孩十有八九會有宮寒的毛病。

還有的人喜歡穿露膝蓋的牛仔褲，將此視為時尚。也許是文小叔的審美觀念太落伍，文小叔怎麼看也不覺得在膝蓋上鑿一個洞有多麼美。膝蓋是非常脆弱的地方，其他地方都有肉有脂肪保護著，唯獨膝蓋除了皮就是骨頭。古時候正襟危坐時都是雙手護膝的，現在倒好，不但不護，反而讓它暴露，時尚得有些偏了。

夏天不應該穿過於暴露的衣服最重要的原因是夏天的冷氣無處不在，虛賊邪風最容易趁機進入你的身體。

以下幾個部位一定要保護好：肩膀、後腰、肚臍、膝蓋、腳踝。因為這些部位是身體的死角。死角就是正氣照顧不到、邪氣卻容易往裡面鑽的部位。

第七件事：生大氣。

這一點可能很多人不知道，但最嚴重，因為可能會導致死亡。

夏天在五行中屬火，對應的五臟是心，心在五行中也屬火，所以夏天通常有些心浮氣躁、心火旺盛。夏天不能生大氣，生大氣會導致中風、心肌梗塞等。

有高血壓、心臟病、腦血栓的尤其如此，心火旺的人在夏天是一個火上加柴的狀態，再生大氣就等於在火上澆油，很容易暴亡。正常人也不宜在夏天生大氣，既傷肝又傷心。

夏天心火旺怎麼辦？最好的方法不是喝綠豆湯、蓮子羹，也不是喝苦瓜茶，而是「心靜自然涼」。

我們一定要銘記《黃帝內經》教給我們的關於夏天養生的準則：

「夏三月，此謂蕃秀，天地氣交，萬物華實，夜臥早起，無厭於日，使志無怒，使華英成秀，使氣得泄，若所愛在外，此夏氣之應養長之道也。逆之則傷心，秋為痎瘧，奉收者少，冬至重病。」[10]

（二）給你來碗「消暑湯」

三伏天最養生、消暑的飲品——酸梅湯。

說起酸梅湯估計大家會露出會心的微笑，心裡會生出一絲絲涼意，這道飲品大家熟悉得不能再熟悉了，人人都感受過它的甘甜與酸爽。

那麼，喝了這麼多年的酸梅湯，你知道酸梅湯是怎麼做的嗎？用什麼材料做的嗎？普普通通的酸梅湯又有哪些不為人知的養生功效呢？據說，商朝時就有古人製作酸梅湯了，一直流傳至今，經久不衰，原因何在呢？

酸梅湯是用烏梅做成的。烏梅就是用未成熟的梅子煙薰製成的。與之相反的是白梅，用鹽醃制而成，效果大同小異。別小看這黑不溜丟的烏梅，藥用價值可大著呢。醫聖張仲景靈光一閃，腦洞大開，用烏梅做主要原料搞了一個流傳至今的藥方：烏梅丸。

10 出自《黃帝內經．素問．四氣調神大論》。

烏梅的第一個功效：生津止渴。望梅止渴的故事家喻戶曉，光在腦子裡想一想酸梅，我們就流口水了，更不用說親口品嘗了。所以夏天口渴最適合飲用它。其實，不光是烏梅，只要是酸味的食物都有生津止渴的作用，比如青蘋果、檸檬、橄欖。

烏梅的第二個功效：治療腹瀉。這種腹瀉是什麼樣的呢？就是大便一會兒乾一會兒稀，今天大便乾，明天就便溏。這種腹瀉是肝氣不舒導致的。烏梅有引氣歸元的作用。引火歸元大家都聽說過，就是把虛火引到該待的地方去。引氣歸元是一樣的道理，把氣引到該待的地方，不讓它亂跑。有這種腹瀉的人不妨一試，每天一碗酸梅湯，又美味又養生，還能調理腹瀉，何樂不為？

烏梅的第三個功效：治療陰虛盜汗。陰虛盜汗就是晚上睡覺的時候出汗特別多，從而又導致失眠多夢。夏天酷暑難耐，出汗多是難免的，汗出多了就會傷陰，用酸梅湯來滋陰養血最好不過了。

烏梅的第四個功效：治療咳嗽。這種咳嗽是什麼樣的呢？就是乾咳，沒有痰，這是肺陰虛導致的。前面說過，烏梅生津止渴、滋陰，所以能夠調理肺陰虛導致的咳嗽。如果咳嗽時痰很多那就不適合了。

烏梅的第四個功效：解酒。這個大家或多或少都有一些印象吧，但凡影視劇裡有人喝醉了都會端上一碗酸梅湯過去。酸味的食物入肝，有收斂的作用，能夠收斂過旺的肝氣，而酒恰恰就是助長肝氣的，所以酸味的食物可以解酒。以此類推，烏梅還可以調理高血壓，調理肝火旺引起的失眠。

既然烏梅有這麼多好處，那麼我們趕緊學習製作酸梅湯吧。

製作上好的酸梅湯首先要選上好的材料。我們需要選擇又大又黑的且酸味比較重的烏梅。製作酸梅湯之前要把烏梅泡半個小時，這樣才可以去掉烏梅的煙熏味。

為了調和烏梅的酸澀，增加酸梅湯的口感，又增加健脾益氣的作用，我們可以加入一些甘草一起煮，再放點冰糖，大火煮開改為小火，半個小時後讓你胃口大開的酸梅湯就做好囉。

特別提醒，不要為了滿足口腹之欲把酸梅湯放進冰箱裡冰鎮後再喝，那就犯了養生大忌了。夏天脾胃虛寒，是不能喝冷飲的。酸梅湯就要趁溫熱的時候喝，這樣它的養生功效才可以得到淋漓盡致的發揮。

夏天最應該喝的——薑棗茶。

我們先來做一個選擇題。

炎炎夏日，你頂著烈日，大汗淋漓地回到家，此時一杯常溫的薑棗茶和一瓶剛從冰箱裡面拿出來的飲料，你會選哪個？

估計八成以上的人會毫不猶豫地選擇冰鎮飲料，一仰脖子，咕咚咕咚地一飲而盡，正如電視上那煽情誘惑的廣告，透心涼，爽歪歪。這種是不關心養生的，喜歡養生的人在他們眼中可能就是奇葩。酷熱的夏天，你把一杯薑棗茶送給他，他會像打量天外來客一樣看著你，心想，這人怎麼這麼奇怪？

只有少數人會選擇薑棗茶，因為他們真正懂得養生之道，懂得天地之道，懂得陰陽之道，懂得春生、夏長、秋收、冬藏，懂得他們的脾胃真正需要什麼。

要懂一個人真的很難，要懂一杯茶也不容易。

夏天裡這場薑棗茶與冷飲的戰爭，不可否認，在這場沒有硝煙的戰爭中，薑棗茶輸得很慘。君不見大街小巷的冷飲店遍地開花，各種雪糕、冰鎮飲料、冰鎮果汁琳琅滿目、奪人眼球，又有誰賣薑棗茶的？

冷飲確實完勝薑棗茶，選擇冷飲的人贏得了快感，卻輸了健康，十年後身體自然會告訴你。選擇薑棗茶的人，少了生活的樂趣，耐得住寂寞，贏得了健康。

為什麼夏天要喝薑棗茶？為什麼在已經熱得不能再熱的夏天還要喝辛溫的薑棗茶？為什麼冬吃蘿蔔夏吃薑？不是說寒則熱之，熱則寒之，夏天已經很熱了，吃涼的不是很有道理的嗎？不正符合陰陽平衡之道嗎？

陰陽平衡是真理，但很多人看到的僅僅是表面，只有真正懂養生的人才能看到本質，看到規律，看到真相，看到真正的陰陽平衡。

真相是，夏天我們的毛孔是張開的，氣血全浮在體表，五臟六腑卻是一片虛寒，你認為你的五臟六腑重要還是皮膚腠理重要呢？你認為一棵樹的樹根重要還是枝葉重要呢？你認為一座房子的地基重要還是樓層重要呢？很顯然，夏天我們需要溫暖的是五臟六腑，而不是體表，更不是嘴巴。

冬天為什麼還要吃蘿蔔呢？因為冬天我們的胃口很好，很多人就是在冬天胖起來的，冬天我們講究進補來年打虎，我們難免多吃一些肥甘厚味之品，冬天我們的身體難免會有一些垃圾停留在體內。而此時吃點蘿蔔，可以清腸、消食導滯、順氣，把身體裡的一些污濁排出去，為身體減輕負擔。

一杯簡簡單單的薑棗茶，裡面只有薑和棗，卻蘊含了豐富的養生之道。

薑棗茶的第一個功效：治療風寒感冒。自從有了薑棗茶，文小叔很少感冒，即便感冒了，也不會超過兩天，薑的解表散寒功能很強大。半個薑，些許蔥白，六個大棗，水開一刻鐘搞定。注意，此處的薑要去皮，因為皮主收斂，治療感冒用的是薑的生發之性，所以要去皮。平時喝薑棗茶不用去皮，以免生發太過。

薑棗茶的第二個功效：溫中散寒，健脾開胃。中就是中焦，中焦就是脾胃。我們通常說的補中益氣，補的就是脾胃之氣。喝冷飲、吃生冷水果胃痛時，就喝碗薑棗茶。無精打采，面對一桌子美味佳餚沒有食欲時，也可以喝碗薑棗茶。薑是辛辣的，辛主散，能夠提振你的脾陽，打開你的胃口。

這裡文小叔特別提醒的是，有的人臉頰長痘痘，以為是上火了，用了很多清熱解毒的藥也不管用。這其實不是火，而是胃寒導致的。胃裡的寒把火攻到了臉上，或者叫作寒包火，火想出來，卻被寒氣包住了，形成了鬱火。《黃帝內經》說「火鬱發之」[11]，此時喝點薑棗茶就可以把鬱火發出來。典型的例子就是有的人口腔潰瘍，吃點薑就好了，用的就是「火鬱發之」的道理。

有的老人喜歡冬天晨練，此時可以在嘴裡含一片薑，就可以抵禦冬天早晨的寒氣。著名中醫李可老先生以前看病的時候經常要翻山越嶺，為了抵禦山裡的陰寒，每次穿越山林時他都會含幾片薑在嘴裡。

薑棗茶的第三個功效：祛濕。經常聽到有些人會抱怨，「我怎麼喝涼水都長肉啊」。喝水都胖當然是誇張的說法，實則是身體的濕氣太重了。尤其是夏天，天地之間的濕氣很重，再加上身體裡面的濕氣，內濕外濕輪番夾攻，身體肯定吃不消。

這時，你會頭重如裹，萎靡不振，老想睡覺，嚴重者會出現暑濕感冒、上吐下瀉、四肢痠痛、茶飯不思等。這個時候怎麼辦呢？薑棗茶就派上用場了。薑棗茶祛濕效果很好，濕氣一去身體還會變苗條，說它是一款減肥茶也不為過。

薑棗茶還有止嘔的作用。薑是止嘔聖藥。孕婦早期妊娠嘔吐可以喝它。聞不慣中藥味的，但不得不喝中藥的，喝中藥前可以先聞一聞薑棗茶的香氣，然後再喝中藥就不會噁心嘔吐了。胃寒的，吃點涼的就噁心嘔吐的也可以喝它。

因為有止嘔的效果，生薑還經常用來對付暈車。具體做法：口含一片薑或者把薑貼在肚臍上，這比起副作用超大的暈車藥好多了。為暈車苦惱不已的人可以一試。

薑棗茶還有治療腹瀉的作用。夏天最容易腹瀉，尤其是脾胃虛寒的人，稍微吃點油膩、生冷就拉肚子，雖然不嚴重吧，一天數次上廁所也是夠煩惱的。搞得還不敢外出，生怕途中鬧肚子找不到廁所。這樣的人建議每天一杯薑棗

11 出自《黃帝內經・素問・六元正紀大論》。

茶。外出之前也可以喝一杯。

薑棗茶還可以治療便秘。這個功效可能會有人想不通了，便秘不是上火了嗎，薑是熱性的，喝了不是火上澆油嗎？這裡的便秘指的是寒性便秘，陽虛導致的。打個比方，就好比你腸子裡的東西像結了冰的河水，怎麼能夠流動呢？此時如果用溫陽的藥比如薑，就可以化凍，河水解凍自然就流動起來了。所以寒性便秘的人切不可亂用大黃等大寒的瀉藥。

薑棗茶加點紅糖還可以改善手腳冰涼，還可以對付血虛，還可以解各種蘑菇毒……

看到這兒，善於思考的人可能會有疑問了，為什麼薑要與大棗放在一起呢？

薑與大棗可是天造地設的一對，就好比枸杞一定要與菊花配伍一樣。有的小夥伴吃幾個大棗就上火，是因為大棗屬於濕熱之物，脾虛脾濕的人吃了就會虛不受補，導致上火。但是你加入薑之後效果就大不一樣了，因為薑主散，可以把大棗的濕熱之氣散掉。同樣，因為有了大棗的制約，薑的生發之性就會有所收斂，不至於生發太過，耗散了津液。

因為有了大棗，薑就溫而不燥；因為有了薑，大棗就滋而不膩。薑與棗，一升一降，一散一收，一補一泄，一陰一陽，就這樣把你的營衛調和了。

最後溫馨提示，薑棗茶最適合早上喝，最遲不超過中午，因為早上要養陽，晚上要養陰。另外，那些身體強壯的人、有實熱的人就別湊熱鬧了，因為你不需要冬病夏治。

（三）「夏流感」——胃腸感冒

幫你對付胃腸感冒的就是它，它就是大名鼎鼎的藿香正氣水，是三伏天抽屜裡最應該準備的中成藥。如果論知名度，藿香正氣水與六味地黃丸應該不相上下，難分伯仲。

若問，你知道藿香正氣水是用來治療什麼病的嗎？

估計有八成的人會異口同聲地回答：治中暑的！

這個回答沒有問題，因為藿香正氣水確實是治療中暑的，但藿香正氣水治的是陰暑，而不是陽暑。這一點大家務必要切記。

什麼是陰暑？說簡單點就是受了風寒，比如夏天吹冷氣頭疼了，吃冰鎮油膩的壞肚子了，這就是陰暑，與風寒感冒有點類似。不同的是，這陰暑還多了一個濕邪，加起來就是風、寒、濕三方面夾攻導致的中暑。這時候用藿香正氣水再合適不過。

什麼是陽暑？就是在太陽底下暴曬，走著走著就頭暈眼花，口乾舌燥，甚至暈倒在地，不省人事，這就是陽暑。

簡而言之，就是在極端高溫下出現的中暑就是陽暑。這個時候千萬別自作聰明用藿香正氣水，而要用清涼油或者天然白虎湯。天然白虎湯就是用西瓜翠衣，也就是西瓜皮煮成的湯。

藿香正氣水到底治療什麼？請大家牢牢記住這八個字：「解表化濕、理氣和中」。也就是說，當你外感風寒，身體裡面又有濕邪作祟的時候，用這個藥比較適合。

解表的功效和風寒感冒了用生薑解表是一個道理，就是寒氣進入身體了，需要把門打開，把寒氣趕出去。化濕就是祛濕，夏天濕氣重，再加上你身體本來的內濕，濕邪很是倡狂。

理氣，就是把身體的氣理得順順的，讓它乖乖地待在自己應該待的地方，別到處亂跑。氣順了，頭就不昏了，胸也不悶了，肚子也不脹了。

用最簡單的話說，藿香正氣水主要治療西醫所說的胃腸型感冒。因為身體感受了風寒，比如吹了冷氣受寒，然後頭痛或者頭昏沉沉的，像裹了一塊濕毛巾一樣沉重；也會怕冷，因為夏天外界的濕氣加上你自身的濕氣，就會食欲不振，即濕氣困脾。還會伴有肚子不舒服，輕則腹脹、腹痛，重則頻繁拉肚子，甚至還會嘔吐。該下降的反而上升，所以會嘔吐，該上升的反而下降，所以就會腹瀉。

（四）民以食為天——夏天最適合吃的食物

一、辛溫的食物。

這一點，很多人感到無比困惑，文小叔剛學中醫那會兒也百思不得其解：夏天這麼熱為什麼還要吃辛溫的食物呢？吃了不是更熱嗎？

夏天要適當多吃一些辛溫的食物，理由如下。

首先，我們要順應自然。春生，夏長，秋收，冬藏。簡簡單單八個字，把一年四季養生的精華都概括了。春天萬物生長，所以我們要養生發之氣，秋天萬物凋零，我們要養收斂之氣，冬天萬物閉藏，我們也要好好藏起來。夏天呢？夏天要養長。長就是生長，夏天萬物都在迅速地生長，不壓抑自己，勇敢

12 出自《黃帝內經・素問・四氣調神大論》。

地綻放自己。開花的繼續開花，結果的開始結果，樹木開始長出新的枝芽，枝繁葉茂，鬱鬱蔥蔥，滿眼的綠色，一眼望不到邊。

《黃帝內經》把這叫作「此謂蕃秀，萬物華實[12]」。茂盛的樣子叫蕃，草木懷孕的狀態叫秀，我們常常說的秀才，指的就是肚裡有貨、滿腹經綸的人。春華秋實，春天開花，秋天結果，還有一個夏天，夏天做什麼？夏天供草木孕育。沒有夏天的「蕃秀」，哪有秋天的碩果纍纍。所以，我們不要怕夏天的炎熱。

而要順應夏天這種熱情的生長，我們就要吃點辛味的食物，因為辛味的食物剛好可以幫助我們身體生長，把身體裡面陳年的寒濕驅趕出來。

其次，夏天花草樹木的氣血都跑到外面來了，所以才會枝繁葉茂，但是根莖氣血就相對不足了。同理，人也一樣，夏天我們的氣血都跑到體表了，所以我們會感覺熱，不怕冷，也不容易感冒，但是此時內裡，我們的五臟六腑氣血就相對不足了，反而一片寒涼。所以這個時候我們要適當吃一些辛溫的食物來溫暖我們的五臟六腑，而不是吃寒涼冰鎮的食物讓身體雪上加霜。

一個典型的例子就是：很多人夏天吃生冷寒涼的會拉肚子，秋冬季節吃生冷寒涼就沒事。夏天最忌諱的是一邊喝著冰鎮啤酒一邊吃著海鮮，很多人的痛風、牛皮癬、蕁麻疹、濕疹都是這樣得的。

再次，《黃帝內經》說：「春夏養陽，秋冬養陰。」[13]春夏養的是五臟六腑的陽氣，這才是養生的根本。養陽當然要吃一些辛溫的食物，你一塊冰鎮的西瓜進去不是養陽，而是把陽氣冰封住了。

最後，夏天我們的胃口都不好，辛溫的食物還可以開胃，讓你食欲滿滿。

二、酸甜的食物。

注意是酸甜的食物，不是酸的食物，酸的食物會收斂，與夏天的生長背道而馳，酸的食物最適合秋天吃。酸甜的食物就不是收斂了，它可以滋陰，中醫把這叫作「酸甘化陰」。

就是說，酸味的食物和甘味的食物加在一起炮製，就會化成滋養我們身體的津液。

為什麼要補充津液？因為夏天我們出的汗太多了，汗血同源，汗出多了傷的是血，血是陰，出汗太多會傷陰，所以我們要滋陰，要補充津液。

有人問，補充津液直接喝水不就行了嗎？水只能補充部分津液，津液不等同於水，津液是我們身體吃進食物後運化而來的，被陽氣帶上來的，不是單純

13 出自《黃帝內經·素問·四氣調神大論》。

地補水。酸甘的食物能夠快速被我們身體吸收，化成津液。我們常說生津止渴，要止渴必須要生津，只有這個津液上來了，才能止渴。酸甘化陰，就是讓身體生津的。

最適合夏天吃的酸酸甜甜的食物是什麼？首推酸梅湯。酸梅湯的製作方法很簡單：九顆烏梅，一把甘草，一把山楂，一塊陳皮，一些冰糖。酸梅是酸的，甘草是甘的，酸甘化陰，滋潤你整個夏天。記住一定要自己做，儘量不要去超市買那種瓶裝的酸梅湯。

三、祛濕的食物。

為什麼要吃祛濕的食物？

因為夏天的濕氣真的太重了，夏天我們會遭遇雙重濕氣的攻擊，一重是外濕，就是天地之交產生的濕氣，很多地方天天是三溫暖，像蒸籠一樣。還有一重就是內濕，並不是人人都需要減肥，但幾乎人人身體裡面或多或少都有濕邪，尤其是那些喜歡吃肥甘厚味又不愛運動的人，內濕更重。

內濕與外濕一起來，會造成一種「濕氣困脾」的局面。

這就好比一個人掉進了沼澤地，渾身的力氣根本使不出來，越掙扎陷得越深。脾主運化，脾一旦被濕邪困住就變得慵懶起來，不願意幹活，於是你就會食欲不振，對什麼都沒有胃口。

濕邪本質上是一種阻礙氣血運行的力量，因為濕邪這個攔路虎，我們的陽氣生發不起來，就容易犯睏，很多人夏天吃完飯就老打瞌睡，必須要午休一會兒，不然一個下午都沒精神。

濕氣重的人夏天起床很難受，本來夏天應該早早起床的，但這些人起床非常困難，睜不開眼睛。好不容易坐起來，腦袋也是濛濛的，像裹了一塊濕毛巾一樣。

所以，我們要吃點祛濕的食物，祛濕不一定要清熱，因為夏天外面熱，我們身體裡面並不熱，除非你是濕熱體質，可以一邊祛濕一邊清熱。如果你脾胃虛寒，夏天就更虛寒了，更不適合清熱了。

祛濕又不傷脾的養生茶有哪些呢？文小叔首推荷葉陳皮茶。荷葉在夏天絕對是個寶貝，為夏天而生，為祛濕而生。荷葉漂浮在水面上吸收了天之陽氣，所以可以健脾，可以生發陽氣。荷葉浸泡在水裡不腐爛說明它自身有很強的利水功效。又利水又不傷陽氣，還生發清陽，讓你頭腦舒爽，這是大自然饋贈給人類特有的禮物。不用擔心荷葉寒涼，荷葉一點不寒涼，何況還有性溫的陳皮來中和呢。

四、精心熬製的各種養生湯、養生粥。

前面說過，夏天我們的正氣都跑到體表了，脾胃就相對虛弱，所以一年四季當中夏天脾胃最懶。但是，我們要體諒脾胃，允許脾胃在夏天開個小差。

既然夏天的脾胃較弱，我們的做法就是不去折騰脾胃，不要吃各種肥甘厚膩，不要吃大魚大肉，不要吃脾胃難以運化的食物。比如阿膠之類的膏子藥就不適合夏天吃。

這個時候各種養生湯、各種養生粥就有用武之地了。

這一點我們真要向廣東人學習，廣東人真的太會煲湯了，因為廣東幾乎沒有冬天，沒有藏，一年四季身體基本上都處於耗散開泄的狀態，所以他們學會了煲湯來滋補自己。傾注了心血、愛、溫柔和時間的養生湯最容易被脾胃消化吸收，不需要消耗脾胃很多的氣血。

除了湯，各種養生粥也可以，吃不下飯就喝點粥吧，比如小米山藥南瓜粥。

夏天其實不適合多吃苦味的食物，除非你心火過於旺盛，比如出現了口舌生瘡、心煩不得眠等。

很多人會丈二和尚摸不著頭腦，為什麼夏天不適合多吃苦味的食物呢？苦味不是入心的嗎？照理夏天養心不應該多吃一些苦味的食物嗎？

曾經文小叔也這樣思索，《黃帝內經》確確實實告訴我們「苦入心」。後來，文小叔終於明白，苦入心，不是說苦味的食物一定對心臟好，而是苦味的藥性走心，苦味可以對心好，也可以對心不好。

心的本性是什麼？火熱的、跳躍的、積極向上的，苦味的食物卻是沉降的，與心反著來。當苦味的食物要與心反著來時，心肯定不會舒服。心不幹就會振奮起來反抗，這樣心的功能就被激發起來了。所以，適當的苦味可以激發心陽，但過多的苦味就會傷心。

夏天我們的心氣本來就很旺盛了，根本不需要苦味來激發。只有當我們的心火過於旺盛的時候才可以吃一點苦，把心火降下來。

苦味的食物最佳的代表就是苦瓜，還有各種綠茶。

三、自古逢秋悲寂寥，我言秋日勝春朝

（一）秋天請你不要做這些事

秋天最不應該做的六件事，排在第六位的是過度悲傷。

悲傷肺。肺對應的情志是悲傷，悲傷過度就會損傷你的肺氣。秋天本來就是一個肅殺的季節，秋風秋雨愁煞人，此時你再悲悲戚戚，像林黛玉一樣，無異於雪上加霜，很容易傷你的肺氣。

秋天是一個殘酷無情的季節，所以古時候行刑一般會選擇秋後問斬，還有兩個人之間的恩恩怨怨也會選擇秋後算帳，都是對應了秋天這種肅殺之氣。

秋天對應的五行屬金，是一個殺伐交戰的季節，所以可以兵戎相見，可以沙場秋點兵。

秋天不可以太過悲傷，但是不是我們任何時候都不可以悲傷呢？那也不是。生大氣的時候可以悲傷，這是情志相剋法中的悲勝怒。因為你悲傷的時候肺氣就上來了，肺氣一上來，就會把太過旺盛的肝氣平抑下去，你就不會生氣了，這叫肺金克肝木。

文小叔曾經用這個方法勸服了一位朋友。這位朋友與人合夥開旅館，兩個人發生了激烈的爭執。

文小叔去勸這位朋友，她情緒非常激動，見了文小叔就把合夥人一頓臭罵。於是文小叔靈機一動，就對她說，這些年你一個人無依無靠，在異鄉漂泊不容易……這位朋友聽著聽著眼淚就下來了，最後竟然抹了抹眼淚說：「我其實也有不對的地方，兩個人合夥開旅館本來就是難得的緣分，只要她不再計較，我就當沒這回事。」

大家可以看到，這就是中醫接地氣的地方，只是我們都在用而不知道而已。

秋天最不應該做的六件事，排在第五位的是把自己捂得嚴嚴實實的，生怕感冒了。

中醫有「春捂秋凍」的說法。秋天要適當凍一下，這又是什麼道理呢？

因為秋天我們的氣血要往裡收了，如果這個時候把自己捂得嚴嚴實實的，我們的毛孔一受熱就處於張開的狀態，不利於氣血往回收。所以加衣服要慢一些，讓身體有一個適應的過程，讓氣血慢慢往回收，就像樹葉一點一點落下來一樣。

至於這個度，大家要自己把握好，如果陽虛的你遇到風雨交加的天氣出門也不加衣服，冷得直哆嗦，還硬說是「秋凍」，可就跑偏了。

秋天最不應該做的六件事，排在第四位的是晚睡晚起。

《黃帝內經》中講睡眠養生，夏天可以晚點睡，早點起，到了秋天就應該早點睡，早點起了。

熬夜的危害，文小叔已經強調了很多次，就不再囉唆了。

那些夏天由於天氣炎熱喜歡吃宵夜熬夜的人要注意，在秋天這個習慣就要改一改了，晚上睡覺最晚不超過十一點。

秋天最不應該做的六件事，排在第三位的是劇烈運動，出大汗。

文小叔以前說過，夏天是唯一一個可以出汗的季節，夏天就是要發散，只有發散，才能去掉我們身體裡面的寒濕。所以夏天多運動一點，多出點汗是有利無害的。發散了一個夏天，到了秋天就要收了，不然再發散下去身體會吃不消。秋收，秋收，秋天就應該收。

所以，秋天就應該選擇一些稍微平和的運動，比如瑜伽、太極、快步走、站樁等。

最適合秋天的運動有哪些呢？

登山。古人為何選擇秋天登高？登高望遠。因為秋天容易悲傷，而當你登到高處，看到祖國錦繡河山之時，你的心胸一下子就開闊了，鬱結之氣也隨之煙消雲散。與萬古長空相比，眼下的芝麻大的鬱悶又算得了什麼呢？

請相信，山水是治療心靈創傷最好的良方。

秋天最不應該做的六件事，排在第二位是盲目貼秋膘。

秋天了，大家都忙著貼秋膘，可是，你貼對了嗎？

大家想一想為何秋天要貼秋膘？為何春天不貼？夏天、冬天也不貼？因為夏天我們的氣血全都浮在外面，脾胃的氣血很虛弱，根本沒有食欲。而到了秋天，氣血開始往裡收了，這時脾胃的氣血開始旺起來，胃口開始打開了，而一個夏天發散了太多，需要補一補了。此時貼秋膘也容易被身體吸收。但是，並不是所有的人都適合貼秋膘。補進去的是氣血，補不進去的就是垃圾。

如果你的脾胃很虛弱，就算你花了很多錢，吃了很多的補品，貼進去的也是垃圾。這叫虛不受補。很遺憾，這個時代很多人都虛不受補。

進補，一個永恆的話題。大家請思考一下，什麼是真正的進補。

雞鴨魚肉不是進補，人參燕窩不是進補，這個粉那個膏不是進補，適合你的才是進補。

中醫的進補有通補、清補、溫補、峻補之分，哪一個更適合你呢？可惜很多人都一味追求溫補、峻補，卻完全忽略了通補、清補。

絕大多數的時候，你需要的僅僅是一碗清補的小米粥，而不是峻補的人參烏骨雞湯。

最後，重點來了，秋天最不應該做的六件事，排在第一位的是過食辛辣。

辛辣主散，與秋天的養收之道背道而馳！

夏天吃一點辛辣無妨，幫助我們身體發散，秋天就不要吃辛辣了，尤其是薑，我們就不要吃了，更不要把薑棗茶作為每天必飲了。

可是，全國人民都喜歡吃辛辣，無論何時、無論何地，無辣不歡，口味愈來愈重，脾胃愈來愈差。所以，川菜打遍天下無敵手，每一個角落都有川菜的身影。

秋天秋高氣爽，但別忘記了這個爽過了頭就是燥，而這些辛辣的食物會加劇我們身體的乾燥。

（二）秋天最適合吃的食物

北方的秋天非常短暫，因而顯得特別珍貴，比如北京，秋天的北京非常美麗，讓你充分體會到什麼是秋高氣爽。

秋高氣爽固然好，但爽過頭了就不好啦，就成了燥。

對此，《黃帝內經》中有一句描述，簡單明瞭：少辛增酸。

秋天最應該多吃的食物是酸味的食物。

有個朋友百思不得其解，五種不同味道的食物對應我們的五臟，辛味的食物入肺臟，秋天對應的也是肺臟，為什麼不多吃辛味的食物補肺，反而要多吃酸味的食物呢？酸味的食物可對應的是肝啊。不理解，實在不理解。

不理解是因為大家還沒有領悟陰陽平衡以及五行相生相剋關係的精髓。

首先陰陽必須要平衡，陰陽平衡百病消，大夫治病就是把陰陽不平衡的你調成陰陽平衡的你。秋天我們的肺氣已經相當旺盛了，再吃辛味的食物豈不是火上澆油？所以秋天不宜再宣發我們的肺氣，而要適當收斂。

其次，肝屬木，肺屬金，金克木，肺氣太旺就會對肝造成一定的傷害，所以秋天要把肝悄悄補起來，而酸味的食物就是入肝的。

酸味的食物在秋天最典型的代表是什麼呢？有一種水果，開花最早結果最晚，這種水果酸甜酸甜的，是什麼呢？對，它就是最得秋氣的梨。

文小叔再三強調，吃水果一定要吃時令水果，一定不要吃反季節進口水果。梨，就是秋天最應該吃的水果。其他季節都可以不吃，唯獨秋季一定要把梨吃起來。

梨，滋陰潤肺，最能對付秋燥。

那麼問題來了，胃寒的人怎麼辦？要知道梨可是涼性的，胃寒的人是不能多吃的。如何判斷你能不能吃呢？你吃一個試試就可以了。如果胃難受，吃進去的梨堵在胃裡下不去，那你就不適合吃梨。

可是你想吃怎麼辦？或者你要調理燥咳必須吃怎麼辦？兩個辦法，一個是去買秋梨膏吃，一個是燉梨汁喝。但是，話又說回來，江山易改本性難移，就算把梨燉了也還是改變不了它的涼性，只是一定程度上緩解了對脾胃的傷害。

但是中國人是有智慧的，可以用溫熱的食物去化解梨的寒涼，比如黃酒或者醋燉梨，這樣胃寒的人也就可以吃了。其實，不要那麼死板，任何食物只要不過度都可以吃的。

有很多人喜歡用梨燉汁治療咳嗽，文小叔要提醒的是，如果你咳嗽有很多痰，尤其是白痰，那就最好別吃梨。因為梨是潤肺的，肺裡沒有痰可以去潤它，肺裡有痰再去潤它，就好比往臭水溝裡潑水，愈潑愈髒。此時我們應該先化痰，化了痰後再來潤肺就可以了。

此時可以用梨皮煮水喝，因為梨皮是化痰的。很多人吃川貝枇杷膏、吃秋梨膏治不了咳嗽的原因就在於此，因為他們的痰太多了。大家一定要記住，下次咳嗽的時候一定先要看看你有沒有痰。

除了酸味的食物，秋天還應該多吃一些白色的食物，諸如山藥、白蘿蔔、藕、銀耳、百合，這些白色的食物通常都有潤肺滋陰的作用。

四、天時人事日相催，冬至陽生春又來

（一）冬天請你不要做這些事

關於冬天，文小叔覺得最溫暖的一件事莫過於誦讀白居易的《問劉十九》：「綠蟻新醅酒，紅泥小火爐。晚來天欲雪，能飲一杯無？」

在喧囂的大城市沒有多少感覺，在鄉下這種感覺最美妙了。想想看，外面飄著大雪，屋內溫暖如春，圍著紅泥火爐，溫一壺佳釀，再烤幾個糍粑[14]或者紅薯，一家人或者三五知己，談笑風生，那種感覺是多麼美好啊！

冬天固然有冬天的美，但冬天也有不適宜做的事，下面我們來看一下。

第一件事：房事太過頻繁，這是在損耗陽壽。

春生，夏長，秋收，冬藏。

藏什麼呢？藏的是精。精是什麼？精是維持生命活動的物質基礎，沒有精就沒有氣，就沒有神，精氣神，精氣神，精是第一位的。比如老一輩鄉下人經常點的煤油燈，這個煤油就好比我們的精，所謂油盡燈枯，精盡人亡，一樣的道理。

人體最大的精是什麼？當然是生殖之精，是藏在腎裡面的元精。一滴精十滴血，這個精可以孕育出生命，所以是非常珍貴的。

在古代，精通養生的人在冬天夫妻是要分床睡的。當然文小叔可不是勸各位朋友跟自己的愛人分床睡，這樣會影響感情的。文小叔的意思是，在冬天，不泄為補，房事的頻率至少比平常少一半吧。

第二件事：吃太鹹，這是在消耗我們的元氣。

鹽是我們生活的必需品，每天吃一點，生活才有滋有味，身體才有勁，可見鹽是消耗我們的元氣的。

有人會困惑了，問：「文小叔，五味之中鹹入腎，冬天養腎，不應該多吃一點鹹味的食物嗎？」

恰恰相反，因為冬天我們的腎水原本就比較充足了，腎氣原本就比較旺盛了，如果再多吃鹹，不就是旺上加旺嗎，所以不符合中醫陰陽平衡之道。這時

14 米食的一種，將糯米蒸熟後，再捶搗而製成。

候我們要防止過旺的腎水克制心火，反而要適當多吃一些苦味的食物。

不僅僅是鹽，味精也是一樣，凡是帶精的食物都是掉元氣的，比如雞精、香精等，都要少吃。

第三件事：暖氣開得太足。

這主要與北方人有關。之前在說夏季養生的時候，夏天就要熱著過，同理冬天就要冷著過。如果你家裡的暖氣開得太大，在家穿著秋褲走來走去，就等於你一直在過夏天，再吃點痲辣火鍋，就很容易感冒、咳嗽，特別是小孩子。

如果一年四季沒有冬天，你就藏不住，等於四季都在消耗，沒有藏哪來的消耗呢？

冬天，樹木的葉都落了，那冬天樹木是不是就不長了呢？

當然不是，不過不是長樹枝、樹葉，而是長樹根。我們冬天冷著過藏精，就好比樹木長樹根一樣。

最後建議，暖氣開到攝氏十六度左右就可以了。

第四件事：一大早起來運動，這不是鍛煉，是折騰。

很多人身體不好就想通過運動來改變，這沒錯，但運動也是有講究的。

比如冬天，我們要早睡晚起，你要早起也可以，但有一個條件，你別與太陽比早，你要比太陽晚起一些時候，這樣才有利於保護好我們的陽氣。

晨練也可以，但別與自己的身體過不去，別去跑步，因為跑步勢必要出一大身汗，冬天出大汗是最忌諱的。汗血同源，出汗就等於出血，汗為心液，出大汗勢必造成心臟的氣血虧虛，尤其有心臟病的人更不能出大汗。

冬天晨練可以做一些輕柔的運動，比如瑜伽、太極、快步走等。

第五件事：天天洗澡——最不健康的「好習慣」。

有朋友會問，冬天洗個熱水澡多舒服、多暖和啊，怎麼還不適合呢？洗澡當然可以，但是最好不要頻繁地洗澡。

中醫講，冬天就要好好養藏，洗澡會開泄皮膚，這與藏背道而馳。洗澡的時候，大量的氣血被你生拉硬拽到體表，短時間內當然舒服，但很快由於身體的本能，氣血會快速回流到五臟六腑，這時如果氣血虛的人皮膚就會特別乾，乾到一定程度就會癢。

有一個朋友就是這樣的，晚上睡覺皮膚搔癢，結果一問，冬天天天洗澡，文小叔讓他改掉這個所謂的好習慣，一周洗一次就可以了。改掉後第一周皮膚搔癢就停止了。

為什麼有的老年人晚上睡覺會皮膚搔癢呢？就是因為氣血虛弱了。晚上我們的氣血都養五臟六腑去了，皮膚暫且丟在一邊，所以就會血虛風燥，就會乾癢。

（二）冬天最補的四種食物

冬天最應該吃的四種食物，排在第四位的是黑色食物。

黑色對應的是腎，冬天對應的也是腎，冬天是養腎的最佳季節，也是一個適合進補的季節，所以在冬天吃補腎的食物最適合。

黑色的食物通常都有滋養腎陰的作用，文小叔最喜歡推薦的黑色食物就是黑豆了。黑豆被稱為腎之穀，你看它的形狀像極了腎臟，中醫又有「以形補形」的說法，所以黑豆當之無愧成為強壯我們腰腎的第一食療佳品。

黑豆對腎虛腰痛、陰虛內熱長痘痘、遺精有特別的療效，對頭髮、眼睛也有很好的保養作用，尤其是醋泡黑豆，食療效果更勝一籌。

除了黑豆，像黑米、黑芝麻、黑木耳、香菇等都是不錯的黑色食物。文小叔特別提醒一下，很多朋友喜歡吃黑芝麻，但黑芝麻有一個壞處，很難消化，脾胃不好的人吃芝麻拉芝麻。所以黑芝麻最好選擇九蒸九曬的，或者直接吃黑芝麻油。

冬天最應該吃的四種食物，排在第三位的是堅果。

腎有陰陽，滋了腎陰，當然還要壯一下腎陽，這樣才會陰陽平衡。

各種各樣的堅果都是壯陽的。比如栗子，冬天尿頻的人一定要吃它。文小叔曾經有一位鄰居大哥，快六十歲了，說自己平常起夜好幾次，自從吃了栗子後，起夜次數大大減少，甚至不起夜。這裡強調，調理尿頻，栗子最好曬乾了生吃。

各種堅果中，最受大家歡迎的當然是人見人愛、花見花開的核桃啦。你看核桃長得就像我們的大腦，大腦為誰主管？腎。我們說吃核桃補腦，補的就是腎。所以核桃有增強記憶力的作用。不過核桃不可多吃，一天吃三五個就可以了。文小叔奶奶現在就是每天吃三個核桃，八十多歲了，身體非常健朗，耳聰目明，冬天手腳比年輕人還暖和。

對了，核桃裡面的分心木別丟了哦，那可是好東西，補腎壯陽的效果不亞於核桃肉，對失眠、尿頻、腰痛也有很好的保健作用，可以用來泡水喝。

黑色食物滋腎陰，堅果補腎陽，在此文小叔推薦一款絕佳的食療方：黑豆、黑芝麻、核桃按二比二比一的比例，炒熟了，打粉，每天晚上吃三勺，沖水喝，有益壽延年的功效。

冬天最應該吃的四種食物，排在第二位的是血肉有情之品。

血肉有情之品是什麼呢？這是優雅的說法，說白了就是各種肉類。無肉不歡的朋友樂了，冬季最應該吃的食物終於有我喜歡的了！

是的，文小叔很少推薦吃肉，因為當下的時代是一個營養過剩的時代，很多時候我們不需要補，而是需要通，需要把身體裡面的垃圾清理出去。唯有冬天，我們是可以適當吃點肉的，樹木要冬灌，人也要冬天進補嘛。

冬天我們的氣血都回到五臟六腑，脾胃的氣血相對旺盛，要想這些氣血英雄有用武之地，我們就要適當吃一點滋補的食物，因為它完全可以化掉。而夏天呢，脾胃太虛了，有時候連胃口都沒有，別說吃肉了，吃了也不消化。

冬天最應該吃的血肉有情之品，文小叔首推可溫補腎陽、補氣、補血又美味無比的羊肉。羊肉特別適合陽虛、氣血雙虛的人吃。不過陰虛內熱的人要少吃，淺嘗輒止即可。

冬天最應該吃的四種食物，排在第一位的是蘿蔔、白菜、豆腐等通補之品。

其實深諳養生之道的人應該明白文小叔的深意，把蘿蔔、白菜放在第一位絕不是嘩眾取寵，而是順應中醫陰陽平衡之道。

前面我們用黑色食物滋了腎陰，又用堅果強壯了腎陽，又用血肉有情之品補了氣血，這些可都是補品啊，也都是肥甘厚味，所以我們要吃點清熱通補之品，中和我們吃進去的補品產生的熱量，同時清理掉沒有運化的垃圾，這樣我們的身體有進有出才相安無事。

其實，冬天吃清熱通補的食物最根本的原因在於：冬天我們的身體本質上是一個內熱外涼的格局，再加上吃進去這麼多的滋補品，內熱更上一層，如果你本身又是一個陰虛內熱的人，那麼你身體裡面就會處於火上澆油的狀態了。

比如陰虛火旺的人冬天睡覺都不好過，入睡困難，有的還盜汗，此時就更應該吃點清熱通補之品。

清熱通補之品中首選蘿蔔。這裡指的是白蘿蔔。冬吃蘿蔔夏吃薑，不用醫生開藥方、蘿蔔賽過小人參、冬吃蘿蔔氣死郎中。這些千古流傳的民間諺語無非就是告訴我們一個道理：冬天不僅要進補，更要通補，從而讓我們的身體達到陰陽平衡的格局。

蘿蔔全身都是寶，蘿蔔皮可以化痰，化的是那種黃痰；蘿蔔煮水可以治療肺熱咳嗽；蘿蔔煮熟了吃還可以消食、順氣、潤腸通便；蘿蔔的種子叫萊菔子，也是化痰消食的高手。

各位媽媽注意囉，如果你家的寶寶老是咳嗽，稍微有一點外感即扁桃腺腫大，這通常是吃多了，身體有積食了，請別馬上給孩子吃抗生素，而先用蘿蔔煮水再加點蜂蜜試一下。因為蘿蔔可以讓肺氣下降，同時還能化掉腸胃的積食，清掉腸胃的熱邪。

（三）寒潮來襲，你手腳還冰涼嗎

手腳冰涼這個小問題，裡面卻蘊含了大道理。

對於手腳冰涼這件小事，可能很多人會有話說。

比如江蘇的一位女士，說自己是公司打字員，每到冬天就特別麻煩，因為手腳冰涼，打字的時候手指都凍僵了，打一會兒就要哈一口氣暖一會兒，嚴重影響了打字速度。

比如雲南的一位小夥子，因為自己的工作常常需要與陌生人打交道，見面或者分別免不了要握手，但他的手冰涼，與客戶握手簡直不能再尷尬了。

最最苦惱的要數下面這位小帥哥，他訴苦說：「文小叔，手腳冰涼到底該怎麼調理呢？我有個女朋友，很喜歡牽我的手，可一到秋冬我的手冰涼冰涼的，我女朋友的手卻是溫暖的，真是太羞愧了。我一個大男人溫暖不了女朋友，反而要女朋友來溫暖我。」

這位小帥哥也就二十四五的年紀，血氣方剛的小夥子，自訴沒有什麼壞習慣，不熬夜、不縱欲、不抽煙、不喝酒，就是心情開心不起來，而且自己也不怎麼怕冷，衣服穿的比同齡人還少一些，可就是手腳冰涼。這到底是怎麼回事呢？

一談到手腳冰涼，很多朋友的第一反應就是陽虛。剛開始學中醫的時候，文小叔也這樣認為，在後來的不斷學習與摸索中，文小叔發現手腳冰涼遠遠不止陽虛這麼簡單，單純陽虛引起的手腳冰涼很少。

為什麼這麼說呢？

單純陽虛引發的手腳冰涼通常發生在以下幾種情況：先天身子非常弱的人、與病魔抗爭的人、身體各方面都衰老的老人。

奇怪的是，向文小叔諮詢手腳冰涼的都不是以上這幾種人，都是一些二三十來歲的年輕人。年輕人有些陽虛那是肯定的，但陽虛的程度真有這麼厲害？像七老八十的老人一樣嗎？更何況有些老人的手還很暖和呢。

而且陽虛厲害的人有以下明顯的特點：不僅僅是手腳冰涼，全身都涼，腰、膝蓋、腹部都怕冷，幾乎不出汗，極少上火，人家一件夾克他就要穿上棉襖了。不僅僅是秋冬怕冷，一年四季都怕冷；腳在被窩裡放了一個晚上都暖和不起來，走了很遠的路腳底板還是涼的。

各位朋友可以想一想，自己真的陰盛陽衰到如此地步了嗎？如果沒有，就不要隨便把陽虛這頂帽子扣在自己的頭上。

文小叔後來查閱多本中醫古籍，最後終於在張仲景的書裡發現了玄機，原來除了單純的陽虛，引發手腳冰涼的還有一個非常重要的原因：肝氣不舒導致的氣機不通，陽氣不能通達於四肢末梢。

朋友們納悶了，怎麼手腳冰涼又與肝扯上關係了呢？

《黃帝內經》說：「脾主四肢」，四肢有沒有力氣、結不結實由脾胃決定。但四肢的末梢，就是我們的手掌、手指，又由誰來決定的？就是肝。所以一旦肝鬱，四肢末梢的氣血就得不到供應，就會冰涼。

這種肝氣不舒導致的手腳冰涼有以下特點：除了手腳冰涼，其他部位並不怕冷、稍微活動一下手腳很快暖和、躺在床上，手腳很快暖和、手腳一會兒冰涼，一會兒又自動暖和。

請各位朋友記住，肝氣不舒導致的手腳冰涼並不是你真的陽氣不足，而是你的陽氣被阻隔在身體內，無法通達四肢末梢。

為了讓各位更好地理解這一概念，我們打個比方：你在路邊叫車，左顧右盼一輛車都沒有。是真的車少嗎？不是。而是前面的十字路口堵住了，很多車堵在那過不來。這被堵的車就好比我們的氣血，並不是沒有氣血，而是氣血想過過不來。

十字路口塞車怎麼辦？這就要靠我們可愛可敬的交警叔叔囉。那有沒有一個方子就像交警一樣可以疏通我們身體閉阻的氣機呢？

下面就推出張仲景的處方，專門治療肝氣不舒導致的手腳冰涼，它就是大名鼎鼎的四逆散方：柴胡六克、枳實六克、芍藥六克、炙甘草六克。處方非常簡單，只有簡單的四味藥。我們來分析一下內容。

柴胡，專門調理少陽病以及三焦系統的病，很多疑難雜症的方子都有它的影子。柴胡有兩個作用，一個是升提的作用，把我們的陽氣尤其是肝的陽氣升起來；第二個作用就是疏散，把身體鬱結的氣機疏散開來。

枳實，這個藥有一股濃郁的香味，它的最大作用就是通，可以通七竅，能夠把身體裡的污濁之物統統趕到外面去，很多便秘的方子裡都有這味藥，比如麻仁丸、枳實導滯丸等。

芍藥，屬於酸斂藥，可以使陰成形，加速氣血的生成，還可以柔肝，養肝血，滋養筋膜，對腿抽筋、腹痛比較有效。芍藥也能夠把氣血引到四肢，溫暖我們的四肢。

炙甘草，就不用說了，穩穩當當地守住我們的中焦脾胃。四逆散方功能有升有降，有散有收，還有建中，共同打通經絡血脈，讓陽氣順利抵達四肢末梢。

這個處方現在已經有成藥了，各位可以去藥店買來試試。

除了單純的陽虛以及肝氣不舒，還有沒有其他原因導致手腳冰涼呢？那就是血虛了。血虛導致的手腳冰涼最大的特點是：手腳特別受外界溫度的影響，天氣熱手腳就熱，天氣涼手腳就涼。夏天手腳發燙，冬天手腳冰涼，這就是血虛。

血有一個特點，遇熱則活，遇寒則凝。大冬天的，天寒地凍的，血虛的人特別容易手腳冰涼就是這個原因。

大多數女孩手腳冰涼都有這方面的原因，給大家推薦張仲景的方子——當歸四逆湯：當歸十二克、桂枝九克、芍藥九克、細辛三克、通草六克、大棗八枚，炙甘草六克。

這個方子治療凍瘡特別有效，對血虛寒凝導致的痛經、頭痛也很有效果。因為有通草、細辛的緣故，這個方子需要在醫生的醫囑下服用。

最後給大家推薦食療方，美味又養生的當歸羊肉生薑蘿蔔湯。

6

中醫教你讀懂中國人的飲食

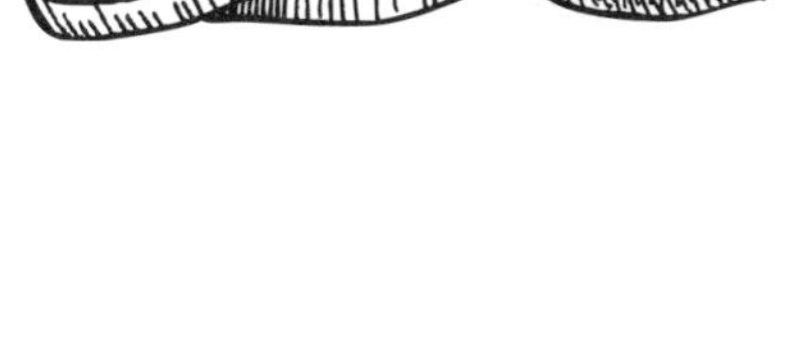

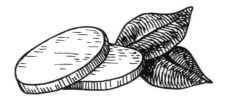

一、請不要再假裝吃飯了

愈來愈多的中國人愈來愈不會吃飯了，老祖宗遺留下來的飲食智慧與寶貴經驗，他們早已拋到九霄雲外，在食物愈來愈豐富的今天，我們吃得愈來愈不健康。終於有一天，我們吃出了一身的病，開始幡然悔悟，然而又進入另外一個極端：什麼也不敢吃了，唯獨敢吃藥。

現在的人只會用嘴巴吃飯，用眼睛吃飯，很少有人會用心吃飯，用身體吃飯曾經與一位吃素的朋友聊天，他很年輕，才二十五六歲，文小叔問他：「這麼年輕就開始吃素了，不會覺得遺憾嗎？」

他說了一句話讓文小叔震撼不已，意氣風發的年紀竟然有如此的感悟，他說：「我以前是開酒吧的，以前吃的是欲望，吃的是口味，吃的是顏色，吃的是生猛海鮮，所以吃出了一身的病。現在我吃的是智慧，吃的是樸素，所以，很多病又被吃了回去。」

深有感觸。愈來愈多的人僅僅為了滿足口腹之欲而吃飯，必須要有自己喜歡的味道，這種味道必須要濃厚且足夠刺激，麻辣、鹹香、濃油、醬赤各種調料來者不拒，早已忘記了食物原本的味道。

在這個浮躁的年代，吃飯也淪為一件浮躁的事情，很少有人會用心吃飯，很少有人會傾聽身體的聲音，用身體吃飯。身體到底需要什麼食物？他們渾然不知。因為他們的味覺早已被各種調料弄得麻木不仁。

什麼叫用身體吃飯？比如你今天吃了一塊奶油蛋糕，明天還想吃，後天還想吃，天天想吃，愈吃愈多，這不叫用身體吃飯，這叫用欲望吃飯。

你很久很久沒有吃麻辣火鍋了，突然很想很想吃，於是你去吃了一頓，很滿足，覺得整個世界都那麼美好，身體也很舒服。你並不會因為吃了一頓麻辣火鍋而天天惦記，你沒有被麻辣火鍋控制。這就是用身體吃飯。

有一位母親，自詡自己正在非常科學地餵養孩子，把每天吃飯的時間規定得死死的，結果在孩子餓的時候一口也不給孩子吃，等孩子餓過頭一點不想吃飯的時候死命壓著孩子吃，威逼利誘各種手段。可悲可嘆，完全不顧身體的需要。

什麼叫一日三餐有規律？不是早、中、晚三餐定時吃飯才叫有規律，是你身體需要食物的時候你給它食物，這才是有規律。有的人一天一頓也是有規律，有的人一天三頓或者兩頓或者五頓都是有規律。

都知道吃早餐是好習慣，但如果你昨天晚上吃撐了，第二天早上依然沒有消化，還要逼自己吃早餐不就是很不合理嗎？

都知道晚上吃少一點好，但你要一個從事重體力活的人晚上不吃飯或者吃很少，這不是很殘忍嗎？

大自然給你什麼就吃什麼，現在的人卻是大自然不給你什麼愈硬要吃什麼。

關於吃，古人有一句話特別好：「不時不食」。

所有的食物不到時候不要吃。一年四季該吃什麼大自然會告訴你，春天的時候韭菜綠油油的，又鮮又嫩，就等你去採摘；夏天的時候，各種水果掛滿枝頭，桃子、李子任你選；秋天的時候，橘子紅了，梨又大又多汁；冬天還有好多堅果花生、豆子等你品嘗。

不過，現在很多人都不知道什麼季節產什麼東西了，大冬天硬是抱著一個西瓜啃得津津有味。那西瓜有西瓜的味道嗎？都是催熟劑的味道。冬天的番茄有酸酸甜甜的味道嗎？冬天的茄子呢？怎麼煮也煮不爛。

因為缺乏對大自然的敬畏，各種不合季節的食物大量湧現。

除了不時不食，還有不地不食，就是說不要輕易隨便吃那些千里之外的食物。一方水土養一方人，你是這個地方的人就應該多吃本地產的食物。

很多人卻瞧不起本地的食物，以吃進口的食物為榮。曾經遇到一個朋友，很有優越感地對文小叔說：「我幾乎不吃本地的水果，那都是老鄉們吃的，我都吃進口的。」那架勢以為自己有多高大上呢，殊不知花那麼多錢卻買了不適合自己身體的食物。

你想過沒有，為什麼北京要吃烤鴨、南京要吃鹽水鴨，到了廣東卻要煲老鴨湯？你想過沒有，為什麼高原地區要吃犛牛肉、北方人要吃麥子、南方人要吃大米？為什麼北方做菜喜歡勾芡、沿海地區喜歡吃甜，而四川人喜歡麻辣？

瘋狂追求西方人的吃法，完全忘記自己是中國人的胃。

文小叔有一個朋友，她有一個女兒，十三四歲。

有一次朋友出差，讓文小叔照顧她女兒幾天。她女兒特別愛吃西餐，有一次文小叔帶她出去吃飯，她說要吃牛排，那就吃牛排吧。

服務員問要幾分熟，她說六分熟就可以。文小叔當然不准，因為生的食物脾胃消化不了，一定要全熟。小姑娘不幹，生氣了，說她一直是吃六七分熟的，還說她媽媽是讓我照顧她而不是干涉她的自由與愛好的。

文小叔一時啞口無言，只好應了她。結果吃完牛排回到家小姑娘就一直嚷著胃不舒服，文小叔心裡跟明鏡似的，說：「看你以後還敢不敢吃生牛排。」去藥店買了保和丸給小姑娘吃，才好轉。

沒有金剛鑽就不要攬瓷器活。你的胃能夠消化什麼就吃什麼，別逞能，別跟外國人比，中國人的牙齒是用來吃五穀的，中國人的胃是用來消化熟食的。

可是，愈來愈多的中國人已經忘記了自己是中國人的胃，東施效顰，去效仿西方人的吃法，喝著各種蔬菜汁，美其名曰排毒，喝著冰鎮的啤酒大呼這叫一個爽，吃著生魚片、生蠔、生牛肉這叫美味還有營養，什麼都追求生的，以為生的就是新鮮，就是健康，把自己的脾胃東一刀西一刀，傷得支離破碎，依然被蒙在鼓裡：我的胃怎麼突然不好了呢？

愈來愈多的人吃東西喜歡追求極端，完全忽略了陰陽平衡。

明明知道西瓜是寒涼的，夏天的脾胃最虛弱最受不得寒涼，可還要把西瓜冰鎮了吃。

明明知道黃瓜是寒涼的，卻偏偏喜歡涼拌著吃。

明明知道苦瓜是寒涼的，卻還要與雞蛋炒著吃，雞蛋也是寒涼的。

明明知道牛奶是寒涼的，偏偏要做成雪糕吃。

這些都是寒上加寒。

明明知道水果是甜的，卻還要用大量的糖醃製成果乾。

明明知道羊肉是溫性的，卻還要烤著吃。

明明知道雞肉是熱性的，卻還要油炸著吃。最不應該吃炸雞翅的就是小孩子，因為雞是溫燥的，五行屬木，小孩子又是純陽之體，陰常不足，五行也屬木。

吃東西追求極端的表現還有，遇到喜歡吃的天天吃，遇到不好吃的一點不吃。

愈來愈多的人看不到食物背後的能量與資訊，只看到被肢解的營養素。這是一個營養氾濫的時代。當我們在談論營養的時候到底在談論什麼？

現在，很多人談論營養的時候談論的是蛋白質、脂肪、維生素、醣類、膳食纖維、鈣……

營養真的是這些被肢解的營養素嗎？當你把這些營養素吃進身體裡面時就會轉化成你身體需要的營養嗎？

當然不是。吃進去後能轉化成身體裡的氣血的才叫營養，不然就是垃圾。

文小叔每次和朋友到外面聚餐都發現一個很奇怪的現象，他們都不叫米飯，只有文小叔一個人吃米飯。吃到最後，服務員問，還要主食嗎？他們把頭搖得像波浪鼓一樣，說：「不要了，吃飽了。」

在外面如此，在家也是如此，每天的剩飯愈來愈多，菜卻很少剩。菜愈吃愈多，碗裡面的飯總是不見少。問他為什麼不吃飯？他說自己飯量小，吃不了多少。

有些人吃橘子的時候把白色的瓤剝得一乾二淨，說什麼維生素只在果肉裡，殊不知與這些白色的瓤一起吃就不會上火。

有的人吃蔬菜，從來不吃梗，只吃葉子，說什麼葉子裡面有葉黃素等等。再也不吃糙米了，認為精米、精麵才是最有營養的，殊不知精米、精麵已經喪失了生命力，連芽都發不出來。

吃了這麼多年的精米、精麵，吃了這麼多年的肉，我們獲得了什麼？獲得了愈來愈多的「富貴病」，愈來愈多的「三高」。

人的每一個部位都是重要的，不能隨便切割。同理，食物也一樣，食物的每一個部位都是有用的，不要掐頭去尾。

就拿西瓜來說吧。西瓜皮是綠色的，綠色入肝，對應的五行是木；西瓜皮裡面是白色的，白色入肺，對應的五行是金；西瓜肉是紅色的，紅色入心，對應的五行是火；西瓜子是黑色的，黑色入腎，對應的五行是水；西瓜的味道是甘，甘入脾，對應的五行是土。

可見，西瓜對我們的五臟六腑都有好處，但是我們現在吃西瓜只吃西瓜肉，西瓜籽也要一粒一粒挑出來。殊不知，在你中陽暑的時候，西瓜皮就是一道「天然白虎湯」。

從前，可以吃的不多，但我們很會吃，因為我們敬畏自然；現在，可以吃的很多，但我們很不會吃，因為我們在反抗自然。

二、你到底是在吃素還是瞎折騰

文小叔剛來大理那會兒住在少數民族白族人的一個大院子裡，這個院子彙集了五湖四海性格迥異的朋友。文小叔的女鄰居是一個純素主義者，抬頭不見低頭見，天天在文小叔面前嘮叨吃素的好處，動不動就勸文小叔也吃素。

禁不住女鄰居苦口婆心地勸說，當然更主要的原因是文小叔也想改變一下生活方式，看看吃素到底會給身體和心靈帶來怎樣的改變。於是，某年某月某日，文小叔開始吃素了。

可能是因為平時就不怎麼吃肉，通常一周吃一次，所以吃素並沒有給我的身體帶來顯著的變化，身體沒有變好也沒有變差，至於心靈與境界的提升那就更無從談起了。

倒是家人知道文小叔吃素後紛紛來勸說，以為我要出家或者想不開了，更主要的是擔憂我營養不良，一個勁兒勸我不要吃素，把文小叔弄得哭笑不得。

後來，文小叔遇到了一位從深圳來大理開旅館的大姐，陪她找房子、陪她談判、陪她購買旅館所需要的一切，自然與她一起吃飯的機會就多了。每次吃飯她都把肉夾到文小叔碗裡，一次拒絕可以，兩次拒絕也可以，後來文小叔就不好意思了，於是，文小叔「破戒」了，又開始吃肉了。

唉，都怪文小叔定力不夠啊。

不過文小叔並沒有因為吃素而沾沾自喜，也沒有因為沒有堅持吃素而後悔，一切都不過是自己的體驗。一次體驗結束了，另外一次體驗又會開始，一切都是最好的安排，如果事與願違一定另有安排，一切隨緣。

吃素或者不吃素，文小叔還是那個文小叔。

首先文小叔擺明自己的觀點：吃素，很好，但必須有一個前提：正確地吃素。

你吃素就吃素吧，為什麼一定要強迫別人跟你一起吃素呢。

有的人吃素，吃著吃著就有了執著心、分別心，覺得自己高人一等了，非要把親朋好友拉過來一起吃素不可。

比如文小叔之前的女鄰居，逢人就說吃素的好處，看見別人不吃素就不開心，喋喋不休說吃肉如何如何不好，吃肉殺生，不環保，吃肉會導致高血壓、高血糖等等。

君子和而不同。就是說你做什麼，我不做什麼，我們有很多不同之處，但是我們能夠和睦相處。小人呢，則不一樣，見不得別人與自己不同，別人跟自己不一樣就指責別人，一定要強迫別人跟自己一樣。

文小叔希望所有吃素的人不要居高臨下，要尊重不吃素的人；也希望不吃素的人不要以異樣的目光看吃素的人，要尊重吃素的人的生活方式和信仰。所有以自己的角度去妄加評判他人都是不可取的。

你吃素就吃素吧，不要把自己搞得像苦行僧一樣，畢竟你只是一個凡夫俗子。

有的人不吃素則已，一吃素就吃得徹徹底底，天天清水煮白菜，不放油不放鹽，把自己整得像苦行僧一樣，結果把自己搞得面黃肌瘦，有氣無力。

不可否認，有些道行很高的修行人確實可以做到天天水煮白菜，不放任何調料，但是你跟他們一樣嗎？他們的主要任務就是修行，他們六根清淨，不會消耗過多的氣血。你呢？不僅要工作，還要操心家裡的事，東想西想，欲望特多，這些都是很耗氣血的啊。

你吃素就吃素吧，怎麼就只吃蔬菜水果，不吃主食呢。

有的人真的很奇怪，尤其是接受了西方思想的那些減肥人士，天天榨果汁吃蔬菜，一個不折不扣的素食主義者。他們什麼蔬菜都吃，就是不吃主食，他們把主食歸為醣類，把醣類視為洪水猛獸。

結果，原本以為吃素可以養生，不料吃著吃著身體愈來愈差了，最後月經也不來了，這就是氣血極度虧虛的結果。

《黃帝內經》早就說了，五穀為養，五菜為充，五果為助[15]。蔬菜水果真的不養人、不養氣血，蔬菜水果最大的作用就是疏通，按照西方的說法就是清腸排毒。

吃素的人更要以五穀為主，以主食為主，一切不吃主食的吃素都是錯誤的吃素。

你吃素就吃素吧，怎麼整得比吃肉還油膩呢。

有的人認為，吃素會營養不良，所以做素菜的時候油放得特別多，以為這樣就可以彌補吃素帶來的缺陷。

你問他，為什麼放這麼多油？

他說，太素了，沒有營養。

你問他，既然你認為吃素沒有營養為何還要吃素呢？

他說，沒辦法，身體病了，吃素讓人健康。

15 出自《黃帝內經・素問・藏氣法時論》。

一方面認為吃素讓人健康，另外一方面又覺得吃素沒有營養，這不是拿自己的矛盾戳自己的盾嗎？

吃素，適當多放一點油是可以的，但放多了與吃肉沒什麼區別，油屬於肥甘厚味，吃素本來就是為了吃清淡一些，讓身體的負擔減輕一些，讓身體裡面的垃圾少一些，你吃那麼多油，吃進去不運化還不是一樣變成垃圾。

其實，正確吃素不會造成營養不良，完全不用擔心，你只要把五穀吃好了就可以了。

以前經常吃肉的人突然吃素，身體會有一個適應的過程，偶爾會出現頭暈乏力，這是正常的，過一陣子就會調整過來的。文小叔建議，經常吃肉的人吃素不要急於求成，慢慢來，循序漸進，先不要全素，可以吃些雞蛋，過一陣子後再全素。

你吃素就吃素吧，怎麼每次都吃那麼多，吃到撐呢。

文小叔有一個朋友，每次去素食餐廳吃自助他都是第一個動筷子最後一個吃完的，每次都吃得特別多，每次都要吃撐。

朋友都羨慕他胃口好、飯量大、能吃是福。

文小叔開玩笑說：「你這樣吃會把老闆吃窮的」。

他也開玩笑說：「難怪我每次進來老闆的臉色都不好呢。不過不是我想吃啊，是素食禁不住餓，不多吃一點營養跟不上。」

吃肉吃多了會撐肚子，吃素吃多了不會撐肚子，還真有人這麼想的。難道，素食就不需要消化？直接變成氣血？素食也要消化的，你脾胃運化能力只有那麼多，吃素吃多了同樣運化不掉，以致使吃進去的素食變成垃圾堆積在身體裡面。所以，吃素也要吃七八分飽，這一點與吃肉是一樣的。

你吃素就吃素吧，怎麼把蔥、薑、蒜也戒了呢

如果你是修佛修道的，戒葷腥那是必須的，但你不是修行人，吃素只是為了健康，怎麼還把蔥、薑、蒜、辣椒戒了呢？

蔥、薑、蒜、辣椒這些調料，不僅僅是調料，還有很好的食療作用。蔬菜大多是寒涼的，陽虛體質的人經常吃會更加陽虛，所以做素菜的時候應該多放一些蔥、薑、蒜，蔥、薑、蒜都是溫性的，剛好可以中和蔬菜的寒涼。

除此之外，經常吃素的人要多吃一些種子食物，多吃一些堅果，堅果都是補陽氣的，這樣就不至於因為只吃素食而致使陽氣不足，尤其是吃素又怕冷的女性朋友。陽氣對身體至關重要，別吃素吃著吃著把陽氣吃沒了。

以上就是吃素的種種誤區，供大家參考，希望每個人都找到適合自己的飲食方式。

三、當心嘴裡的這五種怪味

朋友們，你的人生至少有一次這樣的經歷，一覺醒來或者平常沒吃什麼特別的食物和藥物，也沒喝什麼飲品，嘴裡卻突然出現奇怪的味道。你沒當回事，可這種怪味持續了好幾天，於是慌了，趕緊去醫院檢查，原來是身體出了問題。

口裡有怪味千萬別不以為然，尤其是持續很久的怪味，一定要引起注意，這是五臟六腑出了問題，正向你發求救信號呢。

當你嘴裡持續發苦時，是肝膽發出的求救信號。

有的小夥伴一覺醒來嘴裡非常苦，或者生了一場悶氣，幾天後嘴巴就苦不堪言，這是哪裡出了問題？

咱們身體哪個部位是最苦的呢？是膽。肝膽相照，肝膽互為表裡，肝的問題首先表現在膽上。嘴巴之所以苦，就是膽汁反流到嘴裡造成的。

膽汁為什麼會反流呢？因為分泌過多了，肝膽上火了，這個苦是專門來滅火的。所以苦為火之味。

有朋友納悶了，文小叔你以前不是說苦味的食物都是寒涼的嗎，怎麼上火了嘴裡還會發苦呢？

沒錯，正是因為你上火了，又沒有吃去火的藥，身體就分泌出苦味來滅掉多餘的火。可見我們的身體反應多麼敏銳。

這個時候，你還可以吃點苦味的食物或者藥物協助身體來去火。苦味的食物最經典的代表就是菊花，苦味的藥物當之無愧的是黃連。另外還有一個中成藥叫小柴胡顆粒，也可以用於去除苦味。

有的人喜歡喝酒，酗酒之後把膽汁都吐出來了，這也是身體在自救，企圖用苦苦的膽汁來滅掉因為喝酒導致的肝膽濕熱。

當你嘴裡持續發甜時，是脾胃發出的求救信號。

有朋友樂了，嘴裡發甜多好啊，吃啥都不用放糖了。

是的，嘴裡發甜的人喝白開水都會覺得很甜，這又是什麼原因呢？這說明你的脾胃有太多濕濁了。五味中，甘味就是入脾的。這個時候脾胃告訴你，不能再吃油膩的、甜膩的食物了，再吃真的受不了了。

嘴裡發甜時最好的方法就是連續喝幾天粥，不要吃肉。然後，可以適當地吃一些芳香的食物或者藥物，因為芳香化濁。

濕熱，濕熱，大家要記住一點，濕久化熱，濕氣一去熱就沒了，所以濕熱的核心就是要袪濕。

推薦：用藿香、佩蘭泡茶喝。

當你嘴裡持續發酸時，是肝和胃同時發出的求救信號。

這種情況叫肝木克胃土。

肝主疏泄，喜條達，如果肝火太旺還得不到疏泄，或者一直壓抑著，就會過來克伐脾胃之土，通俗地說就是肝氣犯胃。

這樣的人肝有問題，胃也有問題，生個氣就會吃不下飯或者胃痛，老是反酸，喝點小米粥也反酸。這種情況怎麼調理？

一方面要用酸味的食物或者藥物來收斂這個上逆的酸味；另一方面還要清肝膽之熱，疏肝膽之鬱。有個中成藥叫舒肝和胃丸，是不錯的選擇，或者左金丸也可以。

當你嘴裡持續發鹹時，是腎發出來的求救信號。

鹹入腎，鹹是腎的味道。為什麼腎的味道會上泛到嘴裡呢？

要回答這個問題一定要弄清楚腎的功能，即封藏。腎藏精，藏著人體生命活動所需要的所有精華，包括生殖之精。如果腎虛了，陰虛火旺了，收藏能力、固澀能力就會下降，就會出現遺精、尿頻、盜汗等症狀。

什麼樣的藥物可以加強腎的封藏能力呢？收斂固澀的藥物、沉降的藥物，最典型的代表就是張仲景的龍骨牡蠣湯。龍骨是遠古動物的化石，質地非常厚重；牡蠣呢，無論海水有多深，它總是沉在海底，幾乎不動。

另外，當嘴裡發鹹時一定要注意節欲。

當你嘴裡持續發辣時，是肺發出來的求救信號

這種情況很少見。通常我們吃辛辣食物的時候，嘴裡才會有辛辣的感覺。如果不吃辛辣嘴裡有辣味，甚至有一種金屬的味道，說明你肺裡面有熱了。

這個時候一定不能吃辛辣了，可以吃點滋陰潤肺的食物，如山藥、蘿蔔、雪梨、蜂蜜等。

看到這裡，有一個朋友羞澀地說：「那嘴裡有臭味又怎麼辦呢？」

口臭雖然不是五味，不過我們也在這裡說一下。

引起口臭的原因有三個：一個是口腔本身的問題，好好檢查一下是不是有牙結石；一個是胃的問題，胃裡面有積食、有水飲，胃氣上沖就會口臭；另外

一個是腸道的問題，如果經常便秘，又不放屁，有宿便，那腸子裡的臭氣只好從口裡出來。

絕大多數口臭不是口腔的問題，而是腸胃的問題，這也是最典型的——身體上部的疾病需要從下部治療。

所以調理口臭要三管齊下：用芳香化濁的藥物調理口腔，比如桂花、藿香、荷葉等；用祛濕消食的藥物調理胃，比如茯苓、白朮、山楂等；用清理宿便的藥物調理腸道，釜底抽薪，讓臭氣徹底從下面走，比如枳實、雞屎藤、大黃等。

四、水果你真的吃對了嗎？

關於吃水果這件事存在很多誤區，下面我們來說一說。

有一位河南的女孩，有這樣的疑問：水果煮熟了吃可以嗎？

文小叔反問：「為什麼要把水果煮熟了吃？」

女孩答：「因為我脾胃不好，水果生吃會胃痛、拉肚子。」

文小叔反問：「吃水果胃痛、拉肚子為什麼還要吃水果呢？」

女孩答：「因為水果可以減肥、美容、防止便秘、治療痘痘……」

文小叔反問：「那你吃水果美容成功了嗎？減肥成功了嗎？便秘好了嗎？痘痘消了嗎？」

女孩答：「沒有。」

這位女孩自稱吃水果堅持了八年，目的是減肥。每天雷打不動一個蘋果，涼拌番茄、涼拌黃瓜是家常便飯。還經常換著花樣吃，有時候把水果榨成果汁喝，有時候做水果沙拉吃。主食吃得很少，甚至直接用水果代替主食……不舒服……

結果可想而知，減肥沒有成功，反而喝水都發胖，現在吃點生冷水果胃就

八年啊，多不容易，不過減肥還沒成功。文小叔還真是挺佩服這個女孩的，能夠把一件小事堅持八年，這毅力值得點讚。可惜八年的堅持用在了錯誤的道路上，白白浪費了八年光陰，還嚴重傷害了自己的身體。

文小叔還有一個朋友，特別愛吃香蕉，吃就吃吧，可是她一吃就停不下來，連吃好幾根，有時候起床晚了，就直接用香蕉代替早餐。就這樣吃了一年多，有一天買了還未熟透的香蕉回家，本來想著放幾天吃的，因為嘴饞就吃了兩根，結果當天晚上就肚子痛得打滾……

「一天一個蘋果，醫生不來找你」，那些愛吃水果、一天也離不開水果的人，那些吃水果把自己吃得傷痕累累仍然執迷不悟的人，都把這句諺語當作至理名言，刻在自己的骨子裡，時不時拿出來念叨。似乎不吃水果，美麗就與自己無緣，苗條就與自己無緣，健康就與自己無緣。

結果呢，事與願違。一天一個蘋果，醫生當然不會來找你，但你會去找醫生啊。

水果虐你千百遍，你卻待水果如初戀。如果有好心人勸她們少吃一點水果，她們會振振有詞，西方人不是天天吃水果嗎，還不是好好的？

西方人，為什麼總是拿西方人來做比較呢？你是西方人嗎？你是土生土長的中國人啊。西方人是什麼體質？西方人是遊牧民族，肉食主義者，體質天生偏熱。中國人是什麼體質？

中國人男耕女織，以五穀、素食為主，體質天生偏涼。而大多數水果的性質都偏涼的，且濕氣大。

在養生這件事上，文小叔真心奉勸各位一句，不要老跟別人比，要跟自己比。吃水果前自己是怎麼樣的，吃水果後自己是怎麼樣的，身體都清清楚楚地告訴你了！為何還要捨近求遠，為何還要聽信所謂的專家說出來的「真理」呢？

各位，你身體的反應才是最大的智慧，才是最大的真理啊。

真正懂得中醫的人、懂得養生智慧的人都會勸身邊的朋友少吃一點水果。因為他們深深地領悟了《黃帝內經》「五穀為養，五果為助」的深刻道理。也就是說五穀才是養生的根本，水果是來幫助我們消化五穀的，是排在第二位的。而現在的人卻反其道而行之，把水果當飯吃，把飯當水果。

十斤水果都比不上一兩小米熬出來的粥有營養，在你餓得兩眼昏花時，你可以看看是小米粥補充氣血快還是水果補充氣血快。

什麼是好水果？不是貴的，不是稀有的，不是天邊的，不是好看的。這種水果對你來說好不好必須滿足以下幾個條件。

必須是當地的水果。一方水土養一方人，當地的水果最養人，天邊的水果最傷人。

必須是這個季節盛產的水果。那些反季節水果，那些大棚裡的水果，那些用激素催熟的水果對身體只有害處沒有好處。

大冬天的吃西瓜你覺得很爽，實則不是你吃西瓜，而是西瓜在吃你，吃你的陽氣，吃你的脾胃。

必須與你的體質相符。如果你體質偏熱，梨對你就是好水果，荔枝對你就是毒水果；如果你體質偏寒，西瓜對你就是毒水果。水果的寒與熱都是相對而言的，不要死板地套公式。

大家千萬別誤會，文小叔說這麼多絕不是不讓你們吃水果，而是希望你們正確地吃水果，讓水果真正滋養我們，而不是坑害我們。

那麼，最重要的問題來了，到底怎麼吃水果才好？文小叔給出以下建議。

要傾聽你身體最真實的聲音，身體會告訴你到底該不該吃這種水果。如果你吃了這種水果很舒服，那你就放心大膽地吃。但即使這種水果適合你，也不要天天吃、頓頓吃，要適可而止。絕對不能把水果當飯吃。另外，如果你的脾胃真的虛弱到水果需要煮熟了吃，那最好不吃。

7

趕不走的小毛病

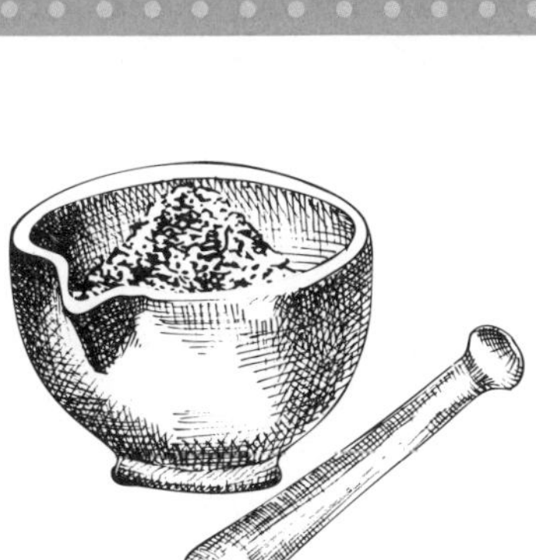

一、便秘同樣是難言之隱

據說世界上有超過十億的人正在忍受便秘的痛苦，由於飲食與生活習慣的巨變，比如熬夜、久坐，便秘的人愈來愈多。

開句玩笑話，你不是在便秘，就是在便秘的路上。

各位都聽過「十男九痔」這句俗語吧，這讓人煩惱不堪的難言之隱多數是便秘引發的。

便秘這種痛叫作拉不出來的痛，如今這種痛已經波及兒童了。二十年前的中國寶寶吃得很簡單，便便也很正常，香蕉狀的。現在的寶寶天天喝牛奶，吃各種垃圾食品，而且無肉不歡，導致寶寶的便便多數都有問題。媽媽們經常諮詢文小叔，我家寶寶大便乾硬吃點什麼好？

要想健康長壽，腸中必清。所以對於排便這件事大家絕對馬虎不得。

下面我們先弄明白到底什麼樣的情況才算便秘。

有人說一天不拉就是便秘，文小叔對此不敢苟同，如果兩天一次，有規律，大便成形，排便酣暢淋漓，那麼好，此人完全沒有問題，絕對不是便秘。

真正的便秘並不是以天為標準，最大的標準是什麼？是排便的過程！如果你排便的過程非常不爽，哪怕你天天排便或者一天排便幾次都是便秘，比如你一天排便三次，每次都那麼一丁點兒，這就是便秘。通常來說早上起床排便最好，因為早上五點到七點剛好是大腸經當令的時候。但是，早上沒有排便的習慣也不要慌，只要你大便通暢，有規律，任何時段排便都可以！

解決便秘問題一定要分清寒熱虛實，千萬不要一便秘就吃瀉藥，不然你會愈治愈壞，南轅北轍。

總的來說，便秘分為兩大類，第一種是實秘，第二種是虛秘。

首先我們來解決實秘的問題，對於實秘通常都有以下特點：這種人面紅耳赤，口舌生瘡，渾身燥熱，舌苔黃厚，無肉不歡。

對於實秘，張仲景給出調理方，即調胃承氣湯：大黃十二克（酒洗）、炙甘草六克、芒硝九克。

這是張仲景治療實秘藥力最輕的一個方子，張仲景治病是很謹慎的，能夠用輕藥治好病絕不用猛藥，因為猛藥治病會傷身。

光看調胃承氣湯的名字就知道了，這是一個調理脾胃虛弱導致的實秘的方子，也就是說脾胃運化不利，大便在腸道堵住了，好幾日下不來，但又堵得不是很嚴重，用手一按腹部不硬也不痛，就用這個調胃承氣湯。

很簡單的方子，三味藥，大黃苦寒，藥力很猛，是一位走而不守的將軍，能夠將堵塞在腸道的垃圾統統清理出去。芒硝則是大黃的幫手，芒硝是鹹寒的，鹹能夠軟堅散結，也就是說芒硝先把乾硬的大便變軟了，然後大黃再發力，將大便變軟排出。

但是，如果用了這個方子排便還是很吃力的話，那說明你的實秘比較嚴重了，不慌，張仲景又給出了第二個方子，即小承氣湯：大黃十二克（酒洗）、厚朴六克（炙，去皮）、枳實九克（炙）。

這個方子名稱前面加了一個小字，說明這個方子還是有所收斂，後面還有更猛的呢。那什麼時候用這個小承氣湯呢？就是腹滿，大便不通，肚子摸上去鼓鼓的，按上去會痛。

記住哦，不按不痛，一按就痛，這樣的便秘就可以用小承氣湯。

小承氣湯與調胃承氣湯相比就是把炙甘草去掉了，加入了枳實，因為炙甘草是補脾救津液的，但是現在的便秘很嚴重了，就先不考慮補脾胃了，先以祛邪為主，把大便通了再說。

這個枳實可以通利九竅，可以破氣理氣，有一股強大的推動力，這股力量是往下走的，所以能夠協助大黃把宿便排出去。

如果你用了小承氣湯大便還是不通，說明你的便秘已經達到最嚴重的程度了，可能有六七天都不大便了，肚子硬梆梆的，不按都痛。這個時候，張仲景給出方子，即大承氣湯：大黃十二克、厚朴十五克、枳實十二克、芒硝九克。

大承氣湯是張仲景治療便秘最猛的一個方子，一般情況下不用，也很少有人便秘到如此程度，如果到了這種程度，腸癌可能要找上門了。

大承氣湯是小承氣湯的升級版、加強版，加了一味行氣的藥——厚朴，它協助枳實更好更快地破掉鬱結在腸道的邪氣，因為如果氣不往下走，老堵在腸道，大便就不會下來。

請各位記住，張仲景的三個治療便秘的方子：調胃承氣湯、小承氣湯、大承氣湯，一個比一個藥力猛。這三個方子的區別就是：如果便秘不嚴重，腹部還是軟的，按下去也不痛，就用調胃承氣湯；如果腹部脹滿，不按不痛，按下去痛，就用小承氣湯；如果不按就痛，就用大承氣湯。

下面再來說說虛秘。虛秘又有陰虛便秘、氣虛便秘、陽虛便秘之分。

陰虛便秘，就是體內的津液不足了，腸道缺乏津液的滋潤，大便就變乾了，腸道也失去了蠕動力，這種便秘也不是沒有大便，而是每次大便就一點點，像羊屎蛋兒一樣。

文小叔曾經有一個女鄰居，五十歲上下，脾氣暴躁，無辣不歡，天天為便秘煩惱不已，有時候一周才上一次廁所。各種通便的藥都吃了，甘油球也用上了，咖啡灌腸也用上了，症狀依舊如初。

有一回女鄰居跟文小叔閒聊，向我描述她的具體症狀，大便乾硬像羊屎蛋兒一樣，顏色黑不溜秋，使勁掙扎才拉出一點。平時還有五心煩熱、入睡困難、盜汗、口渴等症狀。

文小叔聽了後認為女鄰居是陰虛便秘，建議用張仲景的方子麻仁丸：火麻仁、芍藥、枳實、大黃、厚朴、杏仁。

各位看到沒有，這個方子就有張仲景承氣湯的影子，不過這個方子的主藥是火麻仁，火麻仁可以潤腸通便，有一股油性，杏仁也能夠潤滑腸道，芍藥是清熱的，雖然是虛秘，但只要是便秘久了或多或少都有些熱。

女鄰居將信將疑，買了三盒麻仁丸，吃了，症狀改善了很多，便意開始增多了，要知道她以前根本沒有便意，似乎腸子被凍結了一樣。文小叔又建議她平時多吃一些滋陰潤燥之物，如黑芝麻、黑豆、黑木耳、銀耳等，尤其是九蒸九曬黑芝麻丸，這個治療陰虛便秘效果較好。

這個麻仁丸很出名，很多藥店都有中成藥賣，小叔在這裡就不寫劑量了。

有一種便秘肚子發涼，腹中冷痛，大便艱澀、黏黏糊糊的，這叫陽虛便秘。

這樣的人多為陽虛體質，非常怕冷，手足冰涼，喜歡喝熱水，小便清長，舌苔白厚。

為了讓大家更好地理解冷秘這個概念，文小叔打個比方。

一條河流要流動起來，是需要一定溫度的，零度以下就結冰了。這冷秘就好比結了冰的河水。怎麼辦呢？溫陽化水。所以，陽虛便秘需要多吃溫陽通便的食物，比如羊肉燉蘿蔔、當歸燉烏骨雞湯等。

有一味藥叫肉蓯蓉，是專門治療陽虛便秘的，大家可以試一下。

有一種便秘大便不乾，只是沒有力氣排出來，如廁後臉色發白，非常疲勞，像打了一場仗似的，這叫氣虛便秘。

這樣的人平時就沒有多少食欲，說話的聲音很小，老喜歡躺著。仍以河流為例，河水要流動除了河床暢通無阻外，還需要一定的力量。這力量就好比我們身體裡的氣，如果沒有氣的推動，大便怎麼能下得來呢？

這樣的人你吃多少蔬菜水果都沒用，反而會加重症狀。

如何調理？益氣通便才是王道。把氣補足了就妥了。小米加入黃耆，等於中成藥補中益氣丸。小米不僅能緩解便秘，還能調理腹瀉，大補氣血，是個食療的寶貝。還有一個方法，如廁時，深呼吸一口氣，可以幫助你推動大便下行，大家不妨一試。

問題來了，有人問，特殊人群比如太小的寶寶、孕婦不適合吃藥，便秘了怎麼辦呢？

不急，中醫也有辦法，下面兩種辦法，無論你是哪種便秘都可以用！第二種很適合孕婦和寶寶。

第一種：揉腹法。

我們的大腸、小腸真的是柔腸百轉、九曲回腸，這麼多彎彎繞繞太容易堵了，所以我們要給大腸、小腸一股活力，讓腸道裡面的氣血流暢起來。

哪些人需要揉腹？首先是便秘的人，必須要堅持；其次是久坐不動的人；再次是大魚大肉吃多了大腹便便的人；最後是腹部比較硬，一按就痛，能夠摸到很多可以移動的痞塊的人，這可是癌症最喜歡的溫床，一定要把這些痞塊揉開了。

一個美好的腹部是什麼樣子的呢？雖然沒有棉花那麼柔軟，但它一定是柔軟的、富有彈性的、按下去不痛的、摸上去溫熱的。如果摸上去硬邦邦的，用力按很痛說明你的腹部有太多垃圾了，必須要排出去了。

揉腹怎麼揉？你可以躺在床上揉，也可以站著揉，或者坐在沙發上一邊看電視一邊揉。順時針方向，揉三十六下，然後再從胸口往下推，此為一個迴圈。

第二種：蜜煎導法。

這個方法適合孕婦以及不能吃藥的寶寶。

蜜煎導法也是醫聖張仲景發明的。

說這個蜜煎導法之前，我們先來說說現在很多人都在用的通便神器——甘油球。

很多人第一次使用這個甘油球時都會驚呼：這個太好使、太方便了！可是，你知道嗎？好使的背後是什麼？甘油球背後的真相是什麼？甘油球的真相就是一種瀉藥，只不過這種瀉藥不是內服，而是外用的。

甘油球的主要成分是甘油，這種物質有一種特別的高滲作用，可以讓腸道吸收更多的水分，從而軟化大便，刺激腸道排出宿便。甘油球是刺激性的外用瀉藥，有嚴重的依賴性，第一次好使，第二次就不好使了，往後愈來愈不好使，最後徹底無效，無效的同時，你的便秘會更加嚴重。

再來說蜜煎導法。

先用一個勺子，鍋也可以，必須能夠受熱的，把蜂蜜放進鍋裡加熱，等到蜂蜜變稠時，關火，稍微冷卻一下把蜂蜜搓成手指大小，等蜂蜜完全冷卻變硬後小心塞進肛門，用手捂一會兒，一會兒大便就會如約而至。

這個蜜煎導法，媽媽們一定要學一學，特別適合寶寶的便秘，大便燥結在肛門下不來，又不能吃藥，這個時候蜜煎導法就可以大顯身手了。

二、脫髮都已經成為「九〇後」的煩心事了

第一批「九〇後」已禿頂，這不是調侃，這是現實，所以愈來愈多的「九〇後」拿起了保溫杯，裡面放入了枸杞。

去年小叔回老家湖南一趟，小叔的堂弟就是「九〇後」，讓小叔頗感意外的是堂弟的頭髮前面差不多都掉沒了，問怎麼回事，堂弟不好意思地笑笑，說自己也不知道什麼原因，就這樣慢慢掉光了。原本玉樹臨風的堂弟，畢業不到一年就挺了一個啤酒肚，小叔頓時明白了堂弟脫髮的原因。

現在這個年代，脫髮、鬚髮早白的人比古人要多很多，因為這個時代環境污染太嚴重了，吃的食物太複雜了，各種各樣的添加劑，這些添加劑對身體的危害太多了，生活習慣也太不好了，不斷膨脹的欲望，上班要「九九六」[16]，下班還要「六六九」[17]，身體不斷地透支，所以造成現在的中國人脫髮比比皆是，「九〇後」已經成了脫髮的主力軍。

16 指每天九點上班、晚上九點下班，一週工作六天的工作制度。
17 阿里巴巴創辦人馬雲為了鼓勵員工生育提出的說法，建議年輕人一星期六天之內要同房六次，並且要持久。

脫髮到底怎麼治？脫髮的原因真的很多，僅僅依靠市面上大行其道唬弄你不交稅的防脫髮洗髮水是遠遠不夠的，因為脫髮是你身體內部出了問題，是你五臟六腑出了問題。

古人對美男子的要求是必須要有一頭飄逸的長髮，歷史上以美髯聞名的除了關羽，還有竹林七賢之一的嵇康。像嵇康這樣的美男子不僅女人會怦然心動，男人也會忍不住喜歡。

下面的這個方子——七寶美髯丸，也許能夠幫你找回脫落的頭髮。組成成分：何首烏、當歸、枸杞子、菟絲子、補骨脂、茯苓、牛膝。

這個方子治療脫髮、白髮的依據是什麼？

首先，中醫認為，髮為血之餘。也就是說只有當一個人氣血充足且有餘的時候才有頭髮長出來，如果氣血不夠，得棄車保帥，那麼就得先供給五臟六腑，四肢末梢以及毛髮只能暫且不顧。人老了，或者人生大病了，得癌症需要化療了，都會掉髮，為什麼？就是身體氣血不足了，只能先保五臟六腑。

這個血又怎麼講？又包含哪些臟腑？首先，肝藏血，肝是血庫，肝血不足，頭髮就會枯槁、脫落，就像秋天的落葉一樣。另外肝主生髮，肝氣會生髮到頭部，會把肝血帶上來，如果肝氣不足，或者肝氣鬱結，氣血就生髮不到頭部，頭髮得不到氣血的滋養，自然就會脫落。

另外，心主血脈，血脈是否暢通與心臟功能的大小有密切的關係。脾統血，氣血是否固攝得住，是否按部就班地在各自的血脈中運行，都依靠脾氣的統攝能力。

所以，要想頭髮好，第一步就要補肝血，這是重中之重，補肝血用什麼？於是這個方子中最重要的一味藥登場，那就是大名鼎鼎的、讓人既愛又恨的何首烏。

何首烏，大補肝血，幾乎所有的人都知道何首烏的神奇功效，即烏髮明目。有很多補肝血的藥，有的補到眼睛，有的補到指甲，有的補到筋骨。肝管轄的範圍很廣，肝開竅於目，其華在爪，肝主筋。那何首烏補肝血補到哪裡呢？專門補到頭髮上。

看看何首烏這個藥名就知道了，首就是頭，烏，就是黑亮黑亮的，就是讓你的頭髮烏黑發亮的意思。

幾乎所有的防脫髮洗髮精都聲稱加了何首烏，可見何首烏的功效。

說到何首烏，很多人會疑惑，不是說何首烏會造成肝損傷嗎？完全不用擔心，生首烏有小毒，但是經過炮製的首烏已經沒有毒了，現在出售的都是制首烏，這個方子用的也是制首烏。

除了何首烏，補肝血的還有當歸。當歸，當歸，應該歸來卻遲遲不歸，女子因為思念愛人而得的一系列婦科病都離不開當歸。對於當歸大家應該很熟悉，它已經在小叔的文章中亮相很多次了，而且次次都是主角，大家只要記住一點「當歸是補血聖藥」。

另外，當歸還有一個好處，那就是血中氣藥，也就是說當歸大補肝血的同時還有行氣的作用，能夠讓血運行起來，讓氣血順利抵達頭頂，滋養頭髮。

肝血足了，心血自然就會充足。因為木生火。肝屬木，心屬火。心臟有了心血的供養，動力就足，心主血脈的功能就強大，血脈就通暢。所以這裡並沒有直接用補心血的藥。

以上是七寶美髯丸治療脫髮、白髮的第一理論依據，第二依據是：腎，其華在髮。

這句話是什麼意思呢？這句話告訴我們，頭髮是腎開出來的花朵，花朵是否燦爛、是否茂盛、何時凋零枯萎都與腎有關。如果說產後脫髮屬於血虛，那麼中老年脫髮就屬於腎氣衰落。

五色入五臟，黑色入腎，頭髮是否黑亮與腎精足不足有關，腎精足頭髮就黑且茂密，腎精不足頭髮就發黃或者發白或者脫落。因此，第二步一定要補腎。而且中醫還有一個理論，那就是肝腎同源，肝血不足絕不僅僅是肝的問題，還與腎有關。肝五行屬木，腎五行屬水，只有這個水才能生木，沒有腎水的滋養，肝木遲早會成為朽木。所以，肝血的根本來源就是腎精。

所以，治本一定要補腎。補腎用什麼？這裡用了三味藥：枸杞子、菟絲子、補骨脂。

腎精會轉化成兩種力量，一種是腎陰，一種是腎陽。枸杞子補腎陰，益腎填精，對眼睛特別好。菟絲子與補骨脂補腎陽。

說一下菟絲子，菟絲子是一種沒有根的藤，是寄生在植物身上的植物，通常會被當作雜草除掉，比如菟絲子經常寄生在大豆身上，會搶奪大豆的營養，導致大豆死亡。菟絲子是往上纏繞的，所以藥性往上走，有一股陽氣，能夠把腎氣帶到頭部，這就是那麼多補腎陽的藥不用偏偏選用菟絲子來調理脫髮的原因。

菟絲子還有一個女人特別喜歡的作用，就是能夠調理臉上的黃褐斑。

再說補骨脂。其實一看這個名字就知道這個藥是補藥，補什麼呢？補腎。因為腎主骨，補骨就是補腎。補骨脂是種子，種子的藥性就是走腎的，補骨脂又是黑色的，黑色也入腎，所以補骨脂補腎的作用很強大。因為是種子所以補骨脂有一種強大的封藏能力，因為種子會把植物的精華牢牢封藏。

很多補藥，只是補，但不藏，封藏能力不夠的人會出現一邊補一邊漏的現象，這樣補再多也沒用。比如同樣補腎的淫羊藿，補了後反而讓你產生泄的欲望，很容易漏精。淫羊藿是一種羊吃了會不斷產生交配欲望的藥。

補骨脂的好處就是一邊給你補一邊給你藏住，讓精華不流失，所以補骨脂可以治療早洩遺精，可以治療盜汗腹瀉。精藏住了，腎精足了，頭髮自然就好了。

為什麼要加入牛膝與茯苓呢？這個牛膝可不是牛的膝蓋，而是一味長得像牛膝蓋的本草，所以這個牛膝對膝蓋很有好處。肝主筋，腎主骨，所以牛膝可以強筋壯骨，對肝腎虧虛導致的腰腿病很有好處。

有一句話叫作無牛膝不過膝，就是說要想治療膝蓋以下的病沒有牛膝是不行的。著名的方子，調理風濕性關節炎的獨活寄生丸就有牛膝。

需要提別提醒的是，孕婦不能用牛膝，因為牛膝會導致流產。

茯苓用在這裡是佐藥，是健脾祛濕的，因為這些補肝補腎的藥有些滋膩，比如補骨脂就比較滋膩，容易生濕熱，就需要茯苓這種無色無味甘淡的藥來中和一下，用茯苓把脾濕去一下，有利於脾胃對藥性的吸收。

這就是七寶美髯丸。那麼它主要調理哪些原因導致的脫髮、白髮呢？熬夜導致的脫髮、縱欲傷精導致的脫髮、產後脫髮、中老年腎氣衰落導致的脫髮、雄禿、少年白。

以上這六種脫髮都屬於肝腎陰虛的表現。當然七寶美髯丸不僅僅調理脫髮、白髮，對牙齒鬆動、早洩遺精也有好處。但是，對於脂溢性脫髮以及情志病導致的斑禿，這個藥無能為力。

三、鼻炎讓我錯過了花香

小叔身邊的很多朋友都被鼻炎困擾著，一到春天，飄柳絮的季節，花開的季節，出門戴口罩已經成了他們的標配。有的鼻炎厲害的根本聞不到味道，只說堵得難受，甚至晚上睡不著覺。所以文小叔查閱資料，悉心總結，希望能給出一些方法幫助大家緩解症狀。

下面就推薦一個調理鼻炎的方子。

夏天時，鼻炎患者症狀會減輕，但是卻是治療鼻炎的最佳季節，即借助夏天火熱的陽氣，趕走鼻炎。

小叔提醒一句，得了鼻炎別輕易去做手術。有的小夥伴實在受不了了就去做手術，結果手術後遺症更加可怕，即得了空鼻症。得了空鼻症的人每一次呼吸都像刀割一樣，苦不堪言。

鼻子問題的根源在於肺，肺有了問題，鼻子不過是替它受罪。除非你生下來鼻子這個器官就有缺陷，不然所有慢性鼻炎都應該從肺上找根本原因。中醫治療鼻炎會順勢而為，即如果流鼻涕，就會讓你流得更多，打噴嚏就會讓你打得更多。為什麼要這樣呢？因為中醫知道，流鼻涕、打噴嚏是身體裡正氣與邪氣交戰的結果，正氣把邪氣趕到外面了，所以才會流鼻涕、打噴嚏。

下面我們來分析一下鼻炎的症狀。

首先要看鼻涕的顏色。如果你的舌苔白厚，鼻涕清如水，再伴有鼻子不通氣，聞不到飯菜的香味，稍微遇到一點風寒，症狀就加重，噴嚏連連，鼻涕像滔滔不絕的長江水一樣流了又流，那麼你的這種鼻炎就是肺氣虛寒導致的鼻炎。八成以上的慢性鼻炎都屬於這種。

熱脹冷縮的原理大家都知道吧。寒是一種陰性的力量，寒則凝滯，凝滯則不通，所以鼻子會不通，不通就會導致吸進去的氣不夠，所以會出現頭暈、氣短、胸悶。

那麼這種流清鼻涕的鼻炎如何治療呢？

清代名醫黃元禦有一個方子，叫「桔梗玄參湯」，組成：桔梗九克、玄參九克、杏仁九克、橘皮九克、法半夏九克、茯苓九克、甘草六克、生薑九克。

這是一劑藥的量，熬出來的湯藥趁熱服用，早晚各一次。

不過這裡小叔想做一下調整，因為有一些人用了效果不太好，原來是脾胃不好，正氣不足，怎麼辦呢？服用這個方子的同時服用中成藥玉屏風散。

如果鼻子特別不通氣，甚至聞不到味道了，就要在桔梗元參湯裡加入這兩味藥：蒼耳子六克，辛夷花六克。這兩味藥是治療鼻炎非常重要的藥，通的力量非常強大。

中醫說，芳香開竅醒鼻，鼻子不通的人應該多聞一聞芳香的東西。《神農本草經》說，這辛夷花，不管五臟是寒是熱，也不管鼻涕是清還是黃，只要頭痛鼻塞的，這個辛夷花就能夠用到，而且效果很好。而《本草綱目》則直接說辛夷花就是治療鼻炎的。

辛夷花很神奇，但凡世間的草木多數是先長葉子，再開花，辛夷花卻獨樹一幟，先開花再長葉子。開花的時候，三花聚頂，一整個冬天積聚的陽氣都集中在花心上。可見這辛夷花可以把陽氣通達於頭面部。

用辛夷花泡茶，甚至慢慢嚼服，你會感覺有一股氣直沖於腦，鼻子一下子通了，混沌不清的大腦也頓時神清氣爽起來。

穿透力極強的蒼耳子，也是治療鼻炎的要藥。

蒼耳子治療鼻炎很出名，因為它的效果確實很好，民間治療鼻炎的各種偏方中都有蒼耳子的身影。《新編國家中成藥》統計：治療鼻炎經常使用的中成藥大概有三十八種，含有蒼耳子者達到二十六種，市面上流行的鼻通丸、鼻舒適片、鼻咽清毒顆粒等都有蒼耳子。

可見，蒼耳子在治療鼻炎上確實有一手，不是浪得虛名。

蒼耳子為何有這等能耐呢？你看蒼耳子的長相就知道了，我很醜，我也不溫柔。蒼耳子渾身長滿了刺，讓人望而卻步，但就是這刺有很強的穿透力。能夠打通你堵塞的血脈、經絡以及孔竅，即蒼耳子以勢不可擋之勢摧毀堵塞你經絡不通的絆腳石，讓身體通起來。

蒼耳子走督脈，走足太陽膀胱經，督脈是人體最大的一條陽經，這條經陽氣足了，直接影響全身的陽氣。這條陽經也是治療鼻炎的重要經絡。

然而，需要特別提醒的是，蒼耳子偏性極強，按照西醫的說法就是有毒，不過經過高溫烹煮，蒼耳子的毒性會一掃而光。民間的做法就是把蒼耳子與芝麻油一起炸，然後做成滴鼻劑，每天滴幾滴，芝麻油可以潤，蒼耳子可以通，效果很好。

如果是過敏性鼻炎又怎麼調整呢？同時服用三種藥：桔梗玄參湯、玉屏風散、金匱腎氣丸。

是不是所有的鼻炎都用桔梗玄參湯呢？當然不是。還有一種慢性鼻炎是黃鼻涕鼻炎。

如果你的舌苔黃厚，鼻涕濃而且很黃，鼻子經常乾燥、疼痛，有時還有血絲，同時還伴有喉嚨乾癢，那麼這種鼻炎叫肺經風熱。

這種鼻炎的患者鼻子也會不通氣，但沒有肺氣虛寒導致的那麼嚴重，這種鼻炎也很少打噴嚏。

如何調理肺熱導致的慢性鼻炎呢？

還是黃元御的處方——五味石膏湯。組成：五味子三克、生石膏九克、杏仁九克、法半夏九克、玄參九克、茯苓九克、桔梗九克、生薑九克。

用法和上面的一樣。這個方子其實就是在桔梗玄參的基礎上加生石膏用於清熱，加五味子用於收斂肺氣、止咳平喘。

最後溫馨提示，雖然兩個方子的藥性比較平和，但是如果七天沒有效果，還是建議不要再服用，或者諮詢醫生。

小小習慣，大作用——有鼻炎的你，不妨一試。

1. 泡腳。泡腳的時候你會慢慢感受到鼻子通了。

2. 用食指梳頭。把指甲剪掉，食指從額際往後梳，早上起來梳一百下。

3. 按摩迎香穴。就是鼻孔兩邊。迎香，顧名思義，就是迎接飯菜的香味，每天按一按，吃啥都會香。

4. 訓練單鼻孔呼吸。一個手指掐住一個鼻孔，另外一個鼻孔深深地吸氣。直到不能忍受的時候，用手指掐住吸氣的鼻孔，讓氣從另外一個鼻孔緩緩呼出。這個方法可以打通你的肺經經絡，對肺氣虛的人很有好處。一次十五分鐘，需要每天堅持。

四、這是你身體裡的「寒」

有一種寒，那是真的寒，不是在體表，不是在肌肉，不是在臟腑，而是攻克了你的骨骼，侵入到了你的骨髓，真是寒冰徹骨。有一種痛，那是真的痛，不是痛在體表，不是痛在肌肉，不是痛在臟腑，而是一種從骨頭裡散發出來的痛，痛得讓你懷疑人生，讓你生無可戀。

中醫把這種寒濕侵入了骨髓的病叫作痹症。而西醫通常把這類疾病診斷為風濕、類風濕、痛風、骨髓炎、僵直性脊椎炎、股骨頭壞死、頸椎病等等。

病入骨髓非常難治，扁鵲甚至說，病入骨髓等於病入膏肓，縱使神仙在世也無力回天。

不過古代先賢大醫們，有著強烈的探索與奉獻精神，一位清朝的名醫，窮盡一生的心血發明了一個方子，專門搜刮骨頭裡的寒濕，解決病人疾苦，從而流芳百世，這個方子也成為千古名方。這位清代名醫叫王洪緒，他寫了一本書叫《外科證治全生集》，這個方子就收錄在這本書裡，它的名字叫陽和湯。

不知道大家有沒有這樣一種感覺：有時候我們並不認識一個人，只是聽了他的名字就倍感親切，生出莫名其妙的好感。

人名如此，藥方的名字也是如此。

陽和湯這個名字小叔打心眼喜歡。它的名字告訴我們，這是一個補陽氣的方子，但這個方子的特殊之處在於補陽氣的同時並不傷陰，所以叫陽和。如果傷陰的話就無法和了。「和氣生財」「家和萬事興」「天時地利人和」，古人對這個「和」字非常看重，認為「和」是大智慧的體現。

什麼叫「和」？君子和而不同。也就是說，你跟我不一樣，但我們相處很融洽，你有你的個性，我有我的風格，但我們很和諧，這就是和。

陽和湯，就是用陽氣來調和陰陽，讓我們的身體陰陽平衡，身心和諧，「陰陽平衡百病消」。為什麼用陽氣來和解？

因為身體裡面的陰寒太多了。陰陽平衡是治療一切疾病最根本的原則，當你對某一種疑難雜症無從下手時，可以跳出來，站在陰陽這個至高無上的高度來調理，或許就會「柳暗花明又一村」，會讓你領略到行至水窮處，坐看雲起時那種無限美妙的境界。

所以，張仲景把桂枝湯放在第一的位置，很多人以為桂枝湯僅僅是治療感冒的，實在是太小看桂枝湯了，桂枝湯是一劑調和陰陽、調和營衛的良方。

我們現在來看陽和湯的方子：熟地黃三十克、麻黃三克、鹿角膠九克、白芥子六克（炒後研細）、肉桂三克、生甘草三克、炮薑三克。

這個方子治療什麼病呢？

王洪緒是這樣說的：骨槽風、流注、脫骨疽、鶴膝風、乳癌、結核、石疽、貼骨疽以及一切陰疽等證。

骨槽風，即下頜骨骨髓炎。流注，就是身體肌肉層面某個部位化膿感染。脫骨疽，就是西醫所說的血栓性脈管炎。鶴膝風，即現在很多老年人都有的風濕性關節炎、類風濕性關節炎、滑膜炎或者痛風等。石疽，一種罕見的病骨淋巴瘤。貼骨疽，就是現代醫學無可奈何的骨癌。

我們現在來看看這個方子到底是如何妙手回春，把身體裡面的寒濕甚至是骨頭裡的寒濕搜刮出來的。

要想把身體裡的寒濕逼出來，首先得給寒濕一個出路，不能閉門留寇，關門打狗，如果關門打狗勢必會造成狗急跳牆，兩敗俱傷。

把窗戶打開，讓寒氣出去，所以必須要用辛溫解表的藥，辛溫解表又能把身體毛孔打開的藥非麻黃莫屬了。麻黃打開了毛孔，接下來就得用陽氣來調和陰陽了。

調和陰陽的藥用了肉桂、炮薑和白芥子。

為什麼要用肉桂不用桂枝呢？照理桂枝驅散寒氣的作用要大於肉桂。通常來說，麻黃與桂枝都要一起用的。這裡不用桂枝，是因為病人有這樣的症狀不是表證，是裡證，所以不需要發汗，麻黃與桂枝合在一起發汗的力度很大，發汗就要傷正氣、傷陰，而病人已經很虛了，不能再發汗了。所以只能溫陽溫中，溫陽最好的就是肉桂了，肉桂可以強壯腎陽與心陽。腎陽是深埋在地底下的熱能，心陽則好比天上的太陽，太陽一出來，冰雪消融，萬物復甦，春暖花開。腎陽與心陽是身體陽氣最主要的來源。

肉桂強壯了心陽與腎陽，再用炮薑來強壯肺陽、胃陽、脾陽，炮薑可以溫暖你的小腸大腸，幫助你恢復消化與運化功能。炮薑就是用砂炒出來的薑。這裡說一下生薑、乾薑、炮薑的主要區別。生薑的主要作用在於散寒解表；乾薑去掉了生薑的辛烈之性，把散的力量收回來，收回來溫裡，溫暖我們的五臟六腑；而炮薑的溫裡效果比乾薑更勝一籌，因為炮薑的辛溫解表的力度幾乎全收回來了。前面說過，此方重點不是解表，而是溫裡，所以這裡用穩如中年男人一樣的炮薑，穩打穩靠，後勁十足。
最後是白芥子，搜刮骨頭裡的寒濕就靠白芥子了。白芥子，三子孝親湯中的成分之一，最善於溫化痰飲，性子非常燥烈，動作非常迅猛，猶如猛將一樣走而不守，能夠把寒痰化開。有一句話說得非常有趣和貼切，「蒜辣心，蔥辣眼，辣椒辣兩頭，芥末辣得鬼抽筋」。可見，芥末的辛辣程度是最猛的，像脫韁的野馬一樣一發不可收拾，所以能夠把筋骨裡面的寒濕搜刮出來。
以上這些藥是驅邪的藥，用陽氣來驅趕身體陰寒之氣來達到陰陽平衡。前面說過，這個陽和湯不傷正氣不傷陰，如何保證？於是這個方子用了兩味非常重要的補腎精的藥：熟地與鹿角膠。
為什麼骨頭裡的病一定要從腎上治療呢？因為腎主骨生髓。骨頭的病、骨髓的病，包括白血病、小腦萎縮等都要從腎上找根本原因。補腎就是補正氣，「正氣記憶體，邪不可幹」。
熟地與鹿角膠兵分兩路把腎精補足，熟地滋補腎陰，鹿角膠是血肉有情之品，是鹿最具生髮的部位。你們可以想像一下鹿角的樣子，一副陽氣怒張蓬勃之象，像極了生機勃勃的春天，所以鹿角是最補腎陽的，同時可以激發肝氣、強壯督脈、強壯脊柱，是強直病人必須要用的藥。

最後再用甘草充當一下和事佬，調和諸藥，讓這些藥材能夠和睦相處，和而不同，從而達到陽和的妙用。

最後來說一下怎麼判斷你適不適合用陽和湯：

如果你總感覺骨頭裡有一股冷痛；

如果這種痛遇到寒冷就加劇；

如果這種痛一到晚上就發作；

如果你非常怕冷；

如果你的痛沒有紅腫也沒有發熱；

不管你骨頭裡生了什麼病，只要你的痛符合上述特徵，就可以嘗試使用陽和湯。

五、請找對方法再排毒

「排毒養顏」這幾個字，想必每一個人都很熟悉，也有很多人一直在尋找排毒和養顏的方法。不過，我們每天都在說排毒，那麼排毒到底需要排哪些毒呢？下面我們就來細數一下。

第一個為濕毒。

濕毒這個概念已經深入人心，但是大家對濕毒的具體表現可能並不是很清晰，那麼有了濕毒身體會有什麼表現呢？濕邪是一種阻礙的力量，濕氣重的人會覺得自己的身子很沉，不想動，只想歇著，有時候雙腿像灌了鉛一樣。胃口也不好，總想吃點麻辣的或者口味重的食物。全身都比較油膩，頭髮出油很多，臉上出油更多，大便特別黏馬桶，要浪費好多衛生紙。

濕氣重的人總是睡不醒，早上起來頭重如裹，尤其是夏天，還有腳氣，濕疹也常常來襲。濕氣重的人慢慢就會形成痰濕，會打呼嚕，口臭，痰多，特別不喜歡陰雨天。他們的舌頭伸出來，齒痕多，舌苔滿布，又厚又膩，嚴重的人舌頭上面還飄著一層水濕。

第二個是寒毒。

老一輩受寒是因為吃不飽、穿不暖，不得已才受寒。現在呢，吃穿都不愁，各種保暖措施也是應有盡有。條件這麼好，為什麼還受寒呢？因為我們大意。

本應該喝點薑棗茶的，我們卻大口大口地灌冰鎮可樂，還大呼，那叫一個爽；本應該熱著過、出點汗的，我們卻整天躲在冷氣房裡；本應該溫陽的，我們卻肆無忌憚地吃著抗生素、各種去火藥……

身體有了寒邪最明顯的表現就是各種怕冷，全身上下每一個部位都覺得涼颼颼的，特別怕風吹，尤其是冷氣那種風，真的是寒氣逼人、冰涼透骨。有的人肩周炎、膝蓋痛；有的人胃痛，吃根香蕉都會胃痛；有的人小肚子摸上去像千年寒冰床一樣，吃點生冷寒涼就拉肚子；有的人是老寒腿，明天下不下雨，他的腿就可以預報，比天氣預報還準呢；有的人咳嗽、哮喘，一到冬天就犯，這些都是寒邪潛伏在你身體裡面的表現。

這些陳年積寒，有的是十年甚至幾十年，要想一下子排出去真的不容易啊，所以一定要以預防為主。

第三個是血毒。

血毒就是我們身體裡面的瘀血、死血，死血不除，新血不生。瘀血會嚴重阻礙身體氣血的運行，從而導致更多的瘀血，瘀血愈多，衰老愈快。

因為受了寒濕之邪，寒則凝滯，氣血遇到寒涼就會運行緩慢，這個道理很簡單，就好比冬天的河流要結冰一樣。只有春暖花開之時，才有流水潺潺。所以化瘀最好的方法就是溫暖我們的血脈。

本來氣血運行就緩慢了，可是我們還不運動，所謂「流水不腐，戶樞不蠹」，不運動瘀血就更容易產生。

有瘀血的人通常有某個部位疼，因為不通則痛，有些會有很多斑，甚至痤瘡。斑和痤瘡本質上就是血脈中沒有運出去的垃圾，堆在那裡。有瘀血的人心臟都不會好，因為心主血脈。

有瘀血的人身上有很多瘀青，容易忘事。女人有瘀血，月經通常不調，不是月經量大就是量少，拖拖拉拉的。

另外，看自己有沒有瘀血最簡單的一個方法就是看舌頭有沒有黑斑，以及舌下靜脈是不是曲張。

第四個是氣毒。

氣毒不是氣虛，氣虛只是氣不夠，應該有的氣沒有，氣毒則是有了不該有的氣，這些不該有的氣久久盤踞在身體裡面，動不動就出來作亂，搞得你很煩。

氣有餘便是火，有氣毒的人通常會上火，脾氣急躁，也有的人脾氣不急躁，但是悶在心裡。

氣主要與肝有關。我們一身的氣機都需要肝來調節。肝氣不舒的人，身體裡面的氣機是紊亂的，會頭暈耳鳴、面紅耳赤、胸脅脹痛，月經或提前或錯後，大便或乾或稀，總之就是不規律。如果你的身體有了不規律的表現就要考慮是不是肝氣不舒，是不是有氣毒了。

通常有氣毒的人舌頭伸出來都是尖的，有的還歪向一邊。

最後一個是食毒。

很多人以為只有小孩兒才有積食，錯了，小叔接觸到的有積食的大人比比皆是。這是為什麼呢？因為這是一個營養過剩的時代，因為這是一個胡吃海塞的時代，因為這是一個吃飯毫無規律的時代。

有沒有積食，看看你的舌頭就知道了，只要你的舌苔很厚很粗糙就是了。

有人問，我吃得很少啊，也很清淡啊，怎麼會有積食呢？那可能就是你的脾胃運化能力太弱了，或者就是以前的積食沒有排出去。

另外，有積食的人排便總是不爽，不是便秘，而是排出不暢，每天積一點，積少成多，積食就形成了。因為有積食，通常會有胃脹、腹脹等症狀。

既然我們已經瞭解了身體中的那些毒都是什麼，那麼接下來就要想辦法把這五種毒排出去了。

濕毒，用什麼藥來排？用蒼朮、茯苓、半夏、陳皮、甘草來排。

這一組藥其實就是張仲景的祛濕第一方苓桂朮甘湯，加上化痰第一方二陳湯。蒼朮也可以用白朮代替。蒼朮與白朮效果類似，是兩兄弟，都可以祛濕，不同的是白朮健脾祛濕，蒼朮祛濕健脾，也就是說蒼朮藥性更猛。

蒼朮和茯苓是一對搭檔，一個藥性往上走，一個往下走。

蒼朮可以加強脾胃的氣化功能，直接把水濕氣化成津液，茯苓往下走，直接把水濕通過小便的形式利出去。因為濕氣日久就會凝結成痰，所以用半夏、陳皮來化痰。

寒毒，用麻黃、肉桂、白芷、乾薑。

麻黃是發汗第一藥，辛溫解表，先把毛孔打開，然後乾薑再把寒邪逼出去。白芷一看，嘿，你們的力度不夠，寒邪太多了，我來幫你一把，於是白芷也加入辛溫解表的隊伍，與麻黃通力合作，起到一加一大於二的作用。白芷還有一個特點，善於走頭面部，把頭面部的寒邪趕出去，有的人前額痛，受了寒邪，一味白芷就可以搞定。

肉桂是幹什麼的呢？我們知道它主要是補腎陽的，其實它還可以強壯心陽。我們的身體兩個最主要的陽氣來源，一個就是腎陽，一個就是心陽。陽氣足了，身體的寒氣自然就會慢慢散去。

血毒，用白芍、當歸、川芎。

這就是補血第一方四物湯啊，僅僅差一個熟地。

四物湯一方面把身體內的瘀血、死血去掉，一方面又把你虧掉的血養起來。

白芍涼血，當歸補血活血，川芎活血化瘀。

氣毒，用桔梗、枳實。

桔梗、枳實是一對經典的調氣機的藥，後世很多醫家只要見到病人氣機不順的都會把這組對藥加進去。

桔梗宣肺，把肺氣往上提，枳實破氣，把擁擠在一起的氣破掉，然後使藥性往下走，一升一降，這個氣機就順了。

食毒，用陳皮、厚朴、枳殼。

有積食時不僅要消食更要消積，消食主要就是消掉胃裡面的積食，消積就是把腸道內的垃圾以大便的形式排出去。陳皮消食、理氣；厚朴、枳殼下行的力量非常強，張仲景治療便秘的方子中都有它們的影子。厚朴最善於消除腹脹了。

最後，我們把這個處方公布如下：蒼朮十五克、桔梗十五克、枳殼九克、陳皮九克、芍藥五克、白芷五克、川芎五克、當歸五克、甘草五克、肉桂五克、茯苓五克、法半夏五克、厚朴六克、乾薑六克、麻黃六克。

這個方子名曰五積散，出自宋朝的《太平惠民和劑局方》。

寒濕體質的人有福了，因為這個方子表裡雙解，特別適合寒濕體質的人用來排毒，也特別適合肥胖之人。雖然五積散能夠排除五種毒，但主要排的還是寒毒和濕毒，這兩個毒也是最不好對付的。

以上是一劑的量，一天一劑，熬出來後分三次喝，七天一個療程。先服用一個療程，如果身體反應好，可以再服用兩個療程。一年用一次就可以。最後提醒，排毒只是階段性的，一年一次足夠，平時靠保養，不能依賴湯藥。排毒的時候請用淮山藥乾煮水，強壯正氣，因為排毒會消耗一定的正氣。

孕婦不要用，哺乳期也不要用，身體極度虛弱的人不要用，這些人請在醫生指導下排毒。

如果不方便煎藥的可以去買中成藥五積丸，效果類似。

六、中醫教你打開「心靈的窗戶」

「眼睛是心靈的窗戶」，這句話其實是孟子說的，他說：觀察一個人，再沒有比觀察他的眼睛更好的了。眼睛不能掩蓋一個人的醜惡。心中光明正大，眼睛就明亮；心中不光明正大，眼睛就昏暗不明，躲躲閃閃。

眼睛的重要性不需要我們多說，不過有一位朋友是這樣折騰他的眼睛的。大學四年，宿舍晚上十一點準時熄燈，然後他就天天窩在被窩裡玩手機、看電影或者玩手機遊戲。結果，大學畢業不到三年，他的視力每況愈下，眼睛經常痠痛、乾澀，且容易眼花，現在只要盯著手機螢幕超過十分鐘就眼花，還有飛蚊症，眼睛怕光，怕風，容易迎風流淚。

這位朋友擔心自己會失明，於是去醫院檢查，跑到最好的醫院檢查，結果眼底沒有發現任何病變。他很困惑，問醫生怎麼治？醫生只給他開了一點眼藥水，然後就把他打發走了。

那麼針對這種情況，我們該如何調理呢？

首先我們來分析一下眼睛出現的這些問題。打個比方，如果把眼睛比作燈芯的話，燈油就相當於內臟，這個燈能不能發光就好比眼睛能不能看得見東西。很多人治療眼睛就只管燈芯的好壞，完全不顧燈油是否枯竭。大多數時候燈芯是好的，燈光愈來愈微弱不是燈芯出了問題，而是燈油出了問題。

對應我們的身體，很多時候眼睛的問題，不是眼睛這個器官出了問題，而是供養眼睛這個器官的內臟出了問題。

哪個內臟出了問題呢？五臟之精皆上注於目，也就是說眼睛的好壞與五臟六腑都有密切的關係，但關係最密切的，一個是肝，一個就是腎。

肝開竅於目，與眼睛有直接的關係，肝血是否充足，肝氣是否條達順暢直接決定眼睛的好壞。但腎又是肝的母親，腎屬水，肝屬木，水生木，沒有腎水的滋養，肝木就會枯萎。所以，一直以來，中醫都認為肝腎同源。

所以我們想要增強視力，不僅僅要調節眼睛，更要治療眼睛背後的原因。明目地黃丸就是這樣一個方子，除了解決燈芯的問題，修繕一下磨損破舊的燈芯，更注重燈油的添補。燈油足，燈光就亮。

現在我們一起來學習一下明目地黃丸是怎麼給你的眼睛添補燈油的，先把這個方子攞出來：白芍、當歸、蒺藜、石決明、枸杞子、菊花、牡丹皮、山藥、茯苓、山茱萸、熟地黃、澤瀉。

這個方子有以下四組藥。

第一組藥是補腎精的藥。

腎好了，肝就好。補腎精的藥有六味：牡丹皮、山藥、茯苓、山茱萸、熟地黃、澤瀉。

大家看這幾味藥是不是很眼熟呢？是的，這就是大名鼎鼎的六味地黃丸。這個方子有三補三瀉，補腎、補肝、補脾，但最主要的是補腎，因為裡面用得最多的就是熟地黃，熟地黃最適合補腎精。

第二組藥是直接補肝血的藥：白芍與當歸。

前面說過，眼睛不好與肝有直接的關係，我們要給眼睛添補燈油就要補肝血。當歸是直接補肝血的，是補血聖藥，補血的同時還行氣，這樣補進去的肝血才會升達到眼睛。白芍很酸，可以柔肝、收斂肝血，不讓肝血過於耗散。白芍與當歸是養肝血的絕妙搭檔。

第三組藥是直接針對眼睛的，即枸杞與菊花。

枸杞菊花茶是網紅級別的清肝明目茶，很多老年人都在用，在電子產品無處不在的今天，第一批「九〇後」也開始在保溫杯裡加枸杞了。就連西醫也對枸杞產生了濃厚的興趣，經過藥理研究，枸杞裡面的成分確實有保護眼睛的元素。

第四組藥是驅邪的藥，即蒺藜與石決明。

蒺藜可以清肝火，可以把眼睛裡的紅血絲慢慢消掉；石決明可以收斂肝血，有一股重鎮的作用，把虛火潛藏住，解決肝風內動的問題，這個有點像龍骨、牡蠣的作用。虛火老往上飄，會讓眼睛充滿紅血絲，會燒乾眼睛的氣血，讓眼睛乾澀、發癢。

明目地黃丸，它最大的作用就是六個字：滋腎、養肝、明目。主攻方向是肝腎陰虛導致的各種症狀，比如飛蚊症、視網膜病變、白內障等。如果是實火導致的，比如暴怒導致的眼睛發紅就不適合了，最適合文章開頭那個朋友，用眼過度、熬夜導致的各種眼疾。

文章開頭的這位朋友雖然只是做了一件事：窩在被窩看手機。但是卻用了三種方式來傷害自己的眼睛。第一種，久視傷血，這是中醫裡的五勞之一，傷血傷的就是肝；第二，熬夜傷肝，傷肝自然傷眼睛；第三，手機輻射對眼睛的傷害特別大，這在中醫來看就是一種人造的風邪，風邪是陽邪，所以會傷肝陰。

明目地黃丸主治三大症狀之一：眼花。

這個應該好理解，你可以想像一下，當燈油不足的時候，燈光是不是模糊的？同樣的道理，肝血不足的時候，眼睛會模糊。當你看手機久了，眼睛模糊就是身體發出的警告：主人，肝血不足了，休息一下吧。可是很多人不但不休息，還滴幾下眼藥水繼續消耗肝血。其實養肝血最好的方法就是閉目養神，閉上眼睛就是養肝血，只要把眼睛這個閘門關閉，供養眼睛的氣血就會回到肝裡。

明目地黃丸主治三大症狀之二：迎風流淚。

很多人不明白，眼睛為什麼會迎風流淚呢？

那是因為你的肝血不足了，只能用眼淚來滋潤眼睛。肝血屬於陰，這個風屬於陽，陰陽平衡就不會迎風流淚。現在肝血不足了、陰不足了，又加上風這個陽邪的勾引，外風引發內風，就很容易把眼淚勾引出來。

說通俗一點，肝有兩個功能，一個是疏泄，一個是收藏。

流淚就是疏泄，不該流淚的時候流淚叫疏泄過度，收斂收藏不足，而加強收斂功能的辦法就是補肝血，因為只有陰才能制陽，只有陰才主收主藏。

明目地黃丸就是通過補肝血來加強肝的收藏能力的，所以能夠治療迎風流淚。

明目地黃丸主治三大症狀之三：眼睛乾澀發癢，怕光。

眼乾容易理解，就是眼睛裡缺水了。什麼是水？肝血是水，肝血不足就會眼乾，眼乾進一步發展就是眼發癢。

眼乾的人為什麼會更加怕光？因為陽光就是陽邪，強烈的光會傷陰，肝血不足的人，眼就乾，眼乾自然就怕光了。

明目地黃丸把你的肝血補足了，眼睛不乾了，自然就不怕光啦。

以上就是內服的方子，服用明目地黃丸的同時，配合下面這種增強視力的方法效果更好。

請按照下面的步驟每天做三次。

第一步：先清潔一下眼睛，洗一把臉，然後眨眼睛一分鐘。

第二步：用力閉眼睛一分鐘。

第三節：眼睛往上看再往下看一分鐘。注意不要通過抬頭低頭來看，用眼睛看。

第四步：極力往左看，再極力往右看一分鐘，不要搖頭。

第五步：來點高難度動作，往上看，往右看，往下看，再往左看，其實就是把前面兩個步驟連起來做兩分鐘。

第六步：轉眼球，這一步最重要，建議三分鐘，這是讓你明眸善睞最關鍵的一步，哪怕前面不做，這一步一定要做。其實這個轉眼球的方法，唐朝大醫家孫思邈早就發明了。

第七步：回復視力。

最後一步：雙手搓熱，捂眼睛，用手心的溫度打通眼睛周圍的經絡，建議一分鐘。

七、給身體去去濕

祛濕，已經成為一個超級熱門的養生話題。有人說：並不是人人都需要減肥，但人人都需要祛濕。

當普通老百姓談論濕氣的時候，他們都在談論什麼？在談論水腫濕疹，在談論紅豆、薏米、冬瓜、荷葉，在談論利水利尿，在談論皮毛。那麼懂得中醫文化的人在談論濕氣的時候又都說些什麼呢？在談論健脾，在談論升陽，在談論本質。

千寒易去，一濕難除。濕氣如油入麵，油和進了麵裡，再想把油從麵裡弄出來，那簡直是「蜀道難，難於上青天」。

濕邪的狡猾之處在於它不張揚，它是悄悄地、慢慢地入侵你的身體，你渾然不知，等你發現了就已經晚了。它已經攻克了你的脾胃，占據了你的五臟六腑，彌漫在你身體的每一條經絡、每一個穴位。而且濕邪從來不孤軍奮戰，它會請來爪牙助紂為虐，它與風邪結合就是風濕，與寒邪結合就是寒濕，與火邪結合就是濕熱。

我們來思考一個問題，濕氣的本質是什麼？濕氣的本質是脾胃的運化出現了問題。脾胃的運化相當於什麼？相當於西氣東輸工程，相當於南水北調工程，把多餘的資源送到需要的地方。如果脾胃運化不好，該有的津液沒有，不該有的津液有了，很多人就會濕氣滿。

祛濕的根本在於健脾，脾胃的運化能力提高了，濕氣自然就祛除了。如何提高脾胃的運化能力？如何把身體裡多餘的水濕運送到需要的部位？如何徹底斷絕濕氣的來源？

醫聖張仲景給出答案，他深諳濕氣的本質，於是開出一個方子，成為祛濕的鼻祖方，後世所有祛濕的方子都是在這個祛濕方的基礎上加減而來的。

這個祛濕方就是苓桂朮甘湯，即茯苓二十克、桂枝十五克、白朮十克、炙甘草十克。

以上四味藥搭配兩瓶礦泉水，大火燒開，小火煎煮半個小時，差不多剩一半的水就可以了。分早、中、晚三次服用，服用的時候加熱。

張仲景說這個處方治療什麼病呢？

第一個治療「心下逆滿」。心下就是脾胃這個部位，逆滿就是脾胃水濕太多了，有一種上逆的感覺，比如喝點水就想打嗝或者嘔吐。

第二個治療「氣上沖胸」。意思是說，濕氣太多了，不能氣化成津液，到胸部這個位置受到了阻擋，於是就有一種氣衝到胸部，很不舒服的感覺。

第三個治療「起則頭眩」。意思是說，蹲下去馬上站起來會頭暈。蹲久了站起來頭暈正常，很多人都有，但是如果剛蹲下站起來就頭暈的話，就是濕氣太重了。當然也有單純血虛的原因。但如果一個人濕氣太重的話，他的腦部氣血就相對不足，因為有一部分被濕氣占據了，所以起身的時候會導致腦缺血，從而頭暈。

第四個治療「身為振振搖」。走路的時候身體搖晃，需要扶著牆走。為什麼會搖晃呢？可以想像一下，只有小舟在江河裡才會搖晃，身體裡面的水濕多了，身體就好比小舟，搖搖晃晃的。

以上四個症狀是苓桂朮甘湯的主攻方向，當然，遠遠不止這些，放到今天來說，只要你身體有濕氣，尤其是中焦脾胃有濕氣就可以試用這個方子。中焦脾胃有濕氣最典型的特徵就是有一條水汪汪的大舌頭，舌頭又胖又大，口水多，一天到晚沒有喝水的欲望，喝點水就胃脹，甚至都可以聽到水在胃裡晃蕩發出的聲音。另外，還有臉皮浮腫、眼袋大、四肢浮腫等，這些都說明你的濕氣已經很重了。

下面簡要分析一下方子中的四味中藥。

茯苓

茯苓，從古至今所有的藥方中用的最多的。它為九大仙草之一，不溫不燥，不寒不熱，它的性子很平和，所以慈禧太后天天吃它，還讓人發明了一種美味又養生的食品叫茯苓餅。

茯苓祛濕是比較緩慢的，用的是它的甘淡之性，它不像薏米那麼猛烈。茯苓是往下走的，能夠把中焦脾胃的水濕通過小便的方式排出去。茯苓需要重用才有效果，這個方子用得最多，用到了二十克。著名老中醫岳美中特別擅長使用茯苓來治療脂溢性脫髮，茯苓用到了五十克。

桂枝

桂枝是這個處方的靈魂所在，如果缺了桂枝，這個方子就平淡無奇。如果說茯苓是所有藥方中用的最多的一味藥，那麼桂枝就是所有經方裡用得最多的一味藥。張仲景如此鍾情於桂枝，以至於無論寒證、熱證、虛證、實證，還是表證、裡證、半表半裡證，都有桂枝的身影。

桂枝就是桂樹枝頭最上面的那一小節嫩嫩的樹枝，可見它的生發之力是很強的。

我們的脾胃之所以有濕氣，是因為脾胃睡著了，不幹活了，為什麼不幹活了？因為脾胃太冷了、太寒了。中醫有一個術語叫「納呆」，說的就是脾胃像木頭一樣，死氣沉沉，毫無生機。

所以，我們要把脾胃叫醒。叫醒它絕對不能用寒涼去叫醒，要用溫度、熱度去叫醒。讓太陽照進我們的脾胃，讓脾胃不再有陰霾。這個桂枝就好比太陽，它能夠氣化中焦脾胃的水濕，讓水濕變成人體可以利用的水蒸氣，讓這些水蒸氣滋潤身上的每一寸肌膚、每一個毛孔。

白朮

白朮也是健脾祛濕的高手，它的味道很香，它既能夠像桂枝一樣叫醒脾胃，又能夠像茯苓一樣祛濕，只不過它的藥性是往上走的。白朮氣化的是中焦脾胃可以利用的水濕，把它變成身體需要的津液。

炙甘草

大家都知道，甘草的主要功效為補中益氣、調和諸藥。炙甘草是在甘草的基礎上烤製或者蜜製而成的，去掉了甘草清熱解毒之效，增加了補中益氣的效果。炙甘草在這個方子中起到調和諸藥、拯救津液的作用，因為桂枝、白朮都比較溫燥，又加之大量的茯苓利水，為了防止大量的津液流失，所以加入炙甘草反佐一下。

苓桂朮甘湯的妙處遠不止這些，這個方子還包含了祛濕的三個方法。

中醫祛濕的第一個方法——利濕。

利濕或者叫利水、利尿，通俗地說，就是借助利濕的藥材，讓身體的濕濁直接從下面即小便排出去。這些年我們瘋狂追逐的祛濕食材紅豆薏米不就是這樣的嗎？紅豆薏米都是利水利濕的食材，剛開始時還有點效果，慢慢地就沒有效果了。而且利水利濕的藥材多數是寒涼的，長期食用會傷害脾胃，反而會加重濕氣。

苓桂朮甘湯中的茯苓也是利濕的，茯苓的好處是，它是平和的，不傷脾胃。

中醫祛濕的第二個方法——滲濕。

滲就是慢慢滲出來的意思。比如我們經常說這個人臉上滲出細密的汗珠。滲濕就是發汗的意思。借助解表發汗的藥材讓我們的濕氣從全身上下每一個毛孔慢慢滲出來。

滲濕需要強壯我們的心陽。有的人心氣不足、心陽衰微，怎麼也不出汗，就算到了酷暑，人家都汗流浹背了，他就是不出汗。這時候就要調理心臟了。出汗是身體排毒的一個重要方式，老不出汗濕氣就無法排出去。

苓桂朮甘湯中的桂枝就可以強壯心陽、解表滲濕。而且桂枝還可以通過升陽來祛濕。濕氣本質上是一種陰邪。桂枝就好比天空中的太陽，太陽一出來，地上的濕氣很快就會去無蹤。

中醫祛濕的第三個方法——燥濕。

燥濕，一看這個燥字就與火有關，所以我們借助溫補的藥材來燥濕。大家可以慢慢體會一下這個燥濕的概念，把毛巾放在爐火上烤的時候，毛巾的濕氣是不是被蒸發了？然後我們把乾燥的毛巾往桌子上一放，桌子上的水就被毛巾吸走了，這就是燥濕。

誰來燥濕呢？苓桂朮甘湯中的白朮是燥濕的一把手。

不過話說回來，見濕祛濕都是治標，怎麼才是治本呢？那就是斷絕濕氣的來源。不然你一邊祛濕，另外一邊濕氣源源不斷地產生，這調理的工作都白費了。

中醫五行講：土克水，土指的就是脾。所以要從根本上祛濕就要好好健脾。另外，《黃帝內經》說「諸濕腫滿，皆屬於脾」[18]，可見濕氣的來源就是脾，要想斷絕濕氣的來源，必須要把脾胃調理好。

用什麼來健脾呢？白朮是最佳選擇，炙甘草可以來幫忙。

我們最後來總結一下苓桂朮甘湯：茯苓利濕，把我們的濕氣以小便的形式排出去。桂枝滲濕，可以強壯我們的心陽，解表發汗，讓我們的濕氣從體表毛孔滲出去。白朮燥濕，把我們身體可以利用的水氣化成水蒸氣，就像火爐烘烤毛巾一樣。炙甘草健脾，牢牢守住我們的脾胃。

這個方子緊緊扣住「諸濕腫滿，皆屬於脾」這個思想：桂枝從脾胃走到肌肉皮膚；白朮從脾胃往上走，升發清陽；茯苓從脾胃往下走，降掉濕濁；炙甘草穩固脾胃。

18 出自《黃帝內經・素問・至真要大論》。

8

選擇適合自己的運動

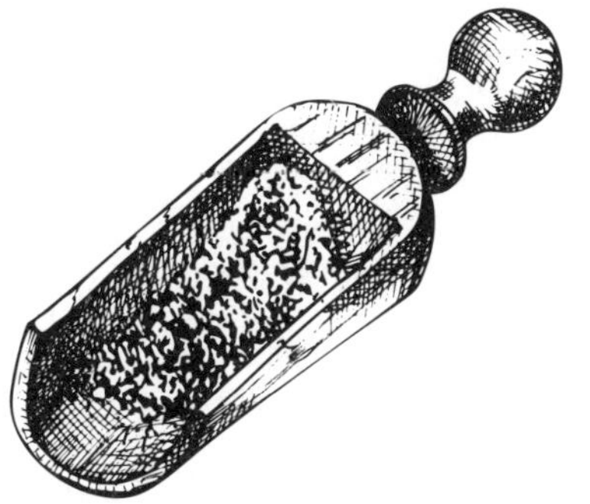

終於要寫運動了，其實很早之前有好幾個朋友建議文小叔寫寫運動養生方面的文章，因為現代人對運動有很多的誤區，比如最大的誤區就是：身體不好就去運動！

果真如此嗎？生命在於運動，我們都知道。華佗說：「流水不腐，戶樞不蠹」，於是華佗發明了五禽戲。藥王孫思邈更是認為，運動能使「百病除行，補益延年，眼明輕健，不復疲乏」。

中醫對運動的認識到底是怎樣的？簡簡單單四個字：「動則生陽」。養生就是養陽氣，陽氣對我們的生命有多重要，相信各位心裡很清楚。古人說話很含蓄，這四個字背後還有四個字：「過則亡陽」。

運動能夠生髮陽氣，過度運動又亡陽氣。看似矛盾的兩句話背後，卻蘊含著陰陽平衡的養生大道。

生命在於運動，運動不當則要人命。

微信運動剛開始興起的那一陣子，中國人都熱衷於每天曬步數，每天步行幾萬步，名列前茅，獲得親朋好友一大堆點讚，無上榮光。

有這樣一位大媽，與年輕人較上了勁，每天步行兩萬步，自己的微信運動步數排名必須是前五名，如果前五名看不到自己，就很不服。有時候為了衝名次，還要加快速度，多走一段時間。這種不服老的精神真是可嘉，然而，悲劇發生了，原以為每天暴走，身體會愈來愈健康，結果走著走著卻走進了醫院，膝蓋徹底毀了。

還有的媒體號召大家每天走兩萬步來做公益，說是只要每天走兩萬步，就會以你的名義捐獻給慈善機構一元錢還是五毛錢。於是，好多人愛心爆棚，死撐也要每天走完兩萬步，結果硬生生把自己走進了手術臺。用折騰自己的身體來做公益得不償失。真不知道這些人是怎麼想的啊，真想捐款，少抽一根菸、少喝一杯酒、少吃一個水果不就得了？

有一位大爺想要來一場說走就走的旅行，外面世界那麼大，他要去看看。旅行是一件很辛苦、很耗體力的事情，於是出發之前想要鍛煉一下身體，採取的方式也是暴走。走著走著，大爺就走上了輪椅，外面的世界那麼大想去看看的願望估計再也無法實現了。

每天走多少步任何人說了不算，自己的身體說了算。

走路還是輕的，更嚴重的是盲目地跑步。去年六月份，有一個女孩在健身房的跑步機上，跑著跑著，兩眼一黑，就倒下去了再也沒有醒過來。女孩才二十歲，荳蔻年華，美妙青春，就這樣香消玉殞，無不令人扼腕嘆息。

除了年輕女孩，在運動中猝死的更多的是那些事業有成的油膩中年。他們一直很忙，突然有一天去檢查身體發現三高都有了，於是開始運動。以前從不運動，這下運動起來就一發不可收拾，瘋狂不已。於是，有的猝死在跑道上，有的猝死在健身房裡，有的猝死在游泳池裡。

真是成也運動，敗也運動。

世界上最好的運動不在健身房裡，也不是大家公認的走路，不是跑步，不是游泳，而是什麼，它在哪裡？

世界上最好的運動只有一個，那就是適合自己的運動。

適合自己的運動一定是你喜歡的運動。

做自己喜歡的事情會收到事半功倍的效果。硬著頭皮做自己不喜歡的事情，哪怕這件事對你有好處，但最終收到的結果也會差強人意，甚至毫無效果，更甚至適得其反。

做自己喜歡的事情會調動全身的功能，懷著喜悅的心情，掛著燦爛的笑容，把這件事做到最好。做自己不喜歡的事情，則是愁眉苦臉，靠的不是堅持，而是逼不得已的死撐，更多的時候，三分鐘的熱度，半途而廢，有始無終。

同樣的道理，如果從醫學角度來說某一種食物對你的身體好，但是你一點也不喜歡吃，每天強迫自己吃，這樣的吃法會對身體有好處嗎？沒有。中醫把這叫作「胃以喜為補」。就是說，不但要吃對五臟有益的食物，還要吃自己喜歡的食物，只有把這兩者結合起來才能真正起到補的作用。

比如我們都說喝粥養人養胃，但是你就是不愛喝粥，感覺喝粥就像失去了人生的樂趣，感覺喝粥就像喝藥，那就不要喝。上蒼賜予人類那麼多美味佳餚，就是等你去選擇的，一定有你喜歡的也對你身體有益的食物。

世上男子萬千，一定有你喜歡的；世上佳人千萬，一定有你鍾情的。選擇喜歡的人在一起，不然你的人生會扭曲。

再來說運動。比如太極這個運動很好，剛柔相濟，可調五臟，降三高，可是你要一個血氣方剛的小夥子去練太極，合適嗎？二十來歲的小夥子身體的力量與柔韌俱佳，興趣更傾向於力量型運動，比如跑步、各種球類運動。比如打坐、站樁很好，可是你讓一個喜歡動的人去做合適嗎？別說打坐了，就是坐在那裡啥也不做，幾分鐘就躁動不安了。

再比如，你認為跑步很好，可是你打心眼抗拒這項運動，每天很不情願地去做，每次跑步的時候都對自己說，這是最後一次了，這是最後一次了。是問，這樣的跑步會有多大的效果，跑步這個動作帶來的益處都被你的負面情緒抵消了。

這樣的運動不但沒有好處，還有壞處，會導致你肝氣不舒。很多人的肝氣不舒不就是長年累月做一件自己不喜歡的事、老是壓抑著發展而來的嗎？

適合自己的運動，一定是強度與自己的身體承受能力相匹配的。

沒有金剛鑽別攬瓷器活，運動這件事千萬不要和別人攀比，更不能為了面子勉強自己的身體做一些做不到的運動，比如暴走曬步數。

如果你膝蓋不好，就不要去跑步了。有的人天生膝蓋好，跑步的姿勢也很正確，怎麼跑膝蓋都沒事，你呢稍微跑一會膝蓋就不行了，那就趕緊打住。說明你的身體不適合跑步，這個時候就不要賭氣了，說什麼「人家跑得好好的我怎麼就不行」這樣的話。

文小叔在此強調一下，在養生這件事上最不應該的就是喜歡和別人比，什麼日本人怎麼怎麼樣，美國人怎麼怎麼樣，日本人是日本人，美國人是美國人，你跟別人比是最不明智的，只能傷害你自己。

比如你的腰不行，那就不要做舉重之類的運動。

走路雖然不是世界上最好的運動，但確實是中老年人、膝蓋不好的人最好的運動。

最後提醒大家，以下幾個運動雷區不要碰。

冬天不要劇烈運動。

這個文小叔已經強調很多遍了，冬天養藏，皮膚不能開泄過度，冬天劇烈運動與冬天養藏背道而馳。

所以，冬天你就別一大早爬起來跑步了，冬天要早睡晚起，你起來得太早，太陽還沒出來，不利於陽氣的生發。

所以，冬天你就別去冬泳了。不過這一點有很大的爭議。

有人說就應該挑戰自然、挑戰自我、挑戰極限，冬泳可以鍛煉自己的意志。媒體也經常報導一些冬泳愛好者的事蹟，他們通常會在鏡頭前說冬泳的好處，冬泳的壞處一字不提，也沒有報導的價值。

各位只要記住一句話就可以了，自然是用來順應的，不是用來對抗的，你對抗自然，就會受到自然的處罰。

晚上八點以後不要劇烈運動。

白天養陽，晚上養陰，晚上不好好養陰，白天的陽氣從哪裡來呢？陽氣的生發是需要能源的，這裡的能源就是陰。晚上劇烈運動不是在養陰，而是在耗陰。

曾經有個人諮詢文小叔：為什麼最近冬天睡覺皮膚老是乾癢。

進一步瞭解才發現，原來冬天最不應該做的兩件事他都做了，第一件就是每天晚上去健身房揮汗如雨，第二件就是天天晚上洗澡，不洗不行啊，運動出了很多汗啊。

文小叔說，你不用吃藥，你把這兩件事戒掉就行，晚上不要再去健身房劇烈運動，可以選擇一些輕柔的運動，不要天天洗澡，一週洗一次即可。

他半信半疑地去做了，一周後告訴文小叔，他晚上睡覺皮膚不乾癢了。

這是什麼道理？因為晚上劇烈運動傷陰，洗澡也傷陰，傷陰就是傷血。洗澡的時候我們的皮膚毛孔打開，氣血從五臟六腑出來，洗完澡氣血就要馬上回流五臟六腑，所以這個時候我們的皮膚就很乾。如果是血虛之人呢，不僅乾，還會乾癢，這叫血虛風燥。老年人通常都有。

以此類推，冬天去做什麼三溫暖也是不妥的。

運動還有一個雷區很多人都在踩。

西醫認為出汗就是排毒，中醫卻不這麼認為，中醫認為汗有時候很寶貴的，汗血同源，出汗出多了就等於出血。汗為心液，出大汗勢必造成心臟的氣血虧虛，尤其有心臟病的人更不能出大汗，很有可能在劇烈運動中出一場大汗就猝死了。有的人去三溫暖，蒸著蒸著，心臟就不舒服了。

所以，中醫認為，出血的人是不能出汗的，出大汗的人是不能出血的，汗血一同出，生命危矣。

為何夏天可以適當出大汗呢？因為夏天我們的皮膚就是要開泄，就是要排出一個冬天的寒濕，因為夏天養的是長、是散。

其他季節運動，微微出汗是最佳。請各位牢記這一點，這樣無論你做什麼運動，心裡都有譜了。

生命在於運動，生命也可能毀於運動，願你找到最適合自己的運動。

國家圖書館出版品預行編目 (CIP) 資料

每天都用得上的生活中醫：感冒、失眠、身體虛、四季養生、趕不走的小毛病……你的日常生活大小事，原來藏在中醫藥文化的傳承裡 ／ 文泉杰 (文小叔) 著 . -- 二版 . -- 臺北市 : 如果出版 : 大雁出版基地發行 , 2023.09
面； 公分
ISBN 978-626-7334-26-3(平裝)
1.CST ：中醫 2.CST ：養生 3.CST ：健康法
413.1 112012107

每天都用得上的生活中醫——
感冒、失眠、身體虛、四季養生、趕不走的小毛病……你的日常生活大小事，原來藏在中醫藥文化的傳承裡

作　　者——文泉杰（文小叔）
封面設計——萬勝安
責任編輯——張海靜、汪佳穎
行銷業務——王綬晨、邱紹溢、劉文雅
行銷企劃——黃羿潔
副總編輯——張海靜
總 編 輯——王思迅
發 行 人——蘇拾平
出　　版——如果出版
發　　行——大雁出版基地
地　　址——231030 新北市新店區北新路三段 207-3 號 5 樓
電　　話——（02）8913-1005
傳　　真——（02）8913-1056
讀者傳真服務——（02）8913-1056
讀者服務信箱 E-mail——andbooks@andbooks.com.tw
劃撥帳號——19983379
戶　　名——大雁文化事業股份有限公司
出版日期——2023 年 9 月 再版
定　　價——420 元
I S B N——978-626-7334-26-3